【栗田博士の】
眼力トレーニング

# 目がぐんぐんよくなる!

栗田昌裕

ロング新書

# まえがき

現代社会では、照明や距離が不適切な条件下で、テレビ、スマホ、ＰＣなどを長い時間凝視した結果、眼精疲労や心身不調を招いている人が増えています

一般には目というと、視力が注目されがちですが、視力は目の働きのごく一部です。実は、「目は最高の感覚器官であると同時に、心身のいろいろな能力につながる窓口になっています」。そこで、目に関わるあらゆる能力をまとめて「眼力」と呼びましょう。

眼力には、遺伝的、年齢的な要素も影響しますが、ストレスの影響を受けやすく、体調とも深い関わりを持っています。したがって眼力に関して悩んでいる人は多いのです。

本書は、そのような眼力をさまざまな角度から改善し、「疲れ目」や「弱り目」に対処すると同時に、能力を総合的に活性化するための指導書です。

読者が本書によって眼力を磨き、観察能力、学習能力、鑑賞力、読書力、記憶力なども高めて、活力に満ちた新鮮な目で人生を眺めながら、元気で明るい未来を開き続けていかれることを祈ります。

●もくじ●

## 第二章 眼球運動で視力・眼力を強化する

## 第三章　呼吸法で視力・眼力を強化する

## 第四章　気功法・東洋医学で視力・眼力を強化する　67

## 第八章　速読に挑戦する　131



## 第九章　立体視に挑戦する　143

イラスト・上田正明

# 第一章

# なぜ、眼力を鍛えると視力もよくなるのか

# 目はかけがえのない道具である

私たちは目を通して無数の情報を得ています。

これまでに私たちが目を通してどれだけたくさんのものを見てきたかを振り返ってみてください。

美しい花、青い空や凪いだ海、不思議な形をした動物や植物たち、感銘深い芸術作品、色彩豊かな装飾品、伝統的なものから現代的なものにいたる建築物、印象的な写真の数々、魅力的な映画の世界、ダイナミックな風景。

そして、文字を通して学んださまざまな小説やニュースや評論や思想や知識……。

これらすべてが目の働きを通して知った世界です。

私たちは目を通して世界を楽しんでいます。その目を衰えさせないように、その目を健全に維持できるように、さらに、その目の可能性を最大限に引き出して、もっともっと豊かで素晴らしいものを人生でたくさん見ていくのがこの本のねらいです。

目の疲労をとる、目の偏りをなくす、目の病気を発見する、目をいたわる、目を鍛える、このようにしてかけがえのないすばらしい「目づくり」を実践しましょう。

## 視力はさまざまなことで変動する

視力とは、眼科的には、ランドルト環の切れ目の方向を見分ける能力で示すことになっています。ランドルト環とは、図のような太い円環で、その線の太さと切れ目が円環の外側の直径の五分の一になっているもののことです。

視力が一・〇とは、視覚で一分以上のランドルト環の切れ目を弁別できることをいいます。五メートルの距離から見るときは、視覚の一分は一・五ミリですから、直径が七・五ミリのランドルト環の切れ目がわかればよいことになります。

実際の視力はさまざまなことで変動します。視覚の生理から考えると、第一は、眼球の問題であり、第二は、情報を伝える視神経の問題であり、第三は、情報を解釈する脳の問題になります。細かい生理学的な知識については後の章を参照してください。

視力は年齢的にも変動します。若いときに問題なのは仮性近視であり、やがて近視や乱視が問題になり、年齢とともに老眼や、白内障、緑内障などが問題になります。

図１　視力1.0のランドルト環の図

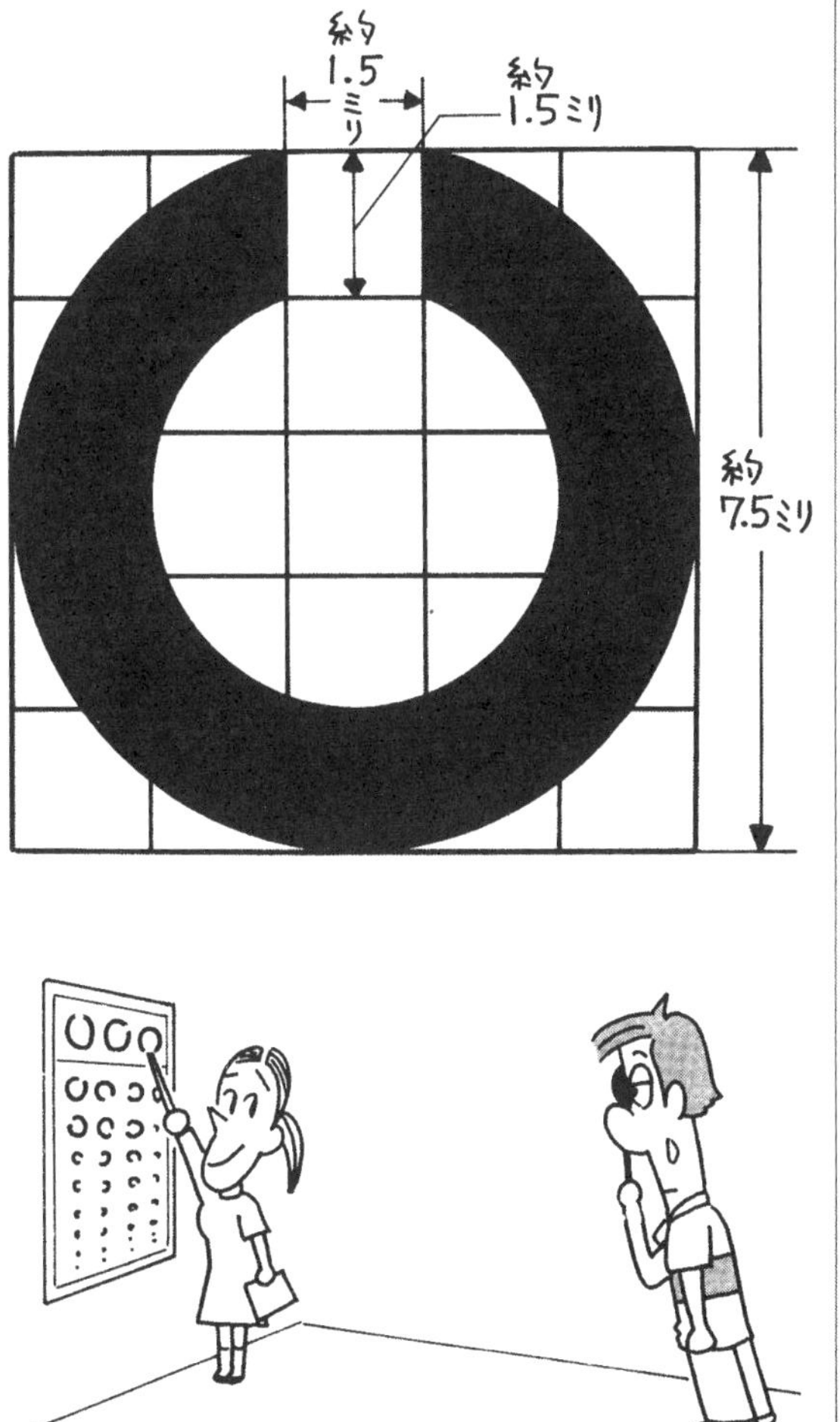

# 眼精疲労の原因を探る

日常で視力の変動を生み出す要素の一つが眼精疲労と呼ばれるものです。眼精疲労とは、目を使う仕事で、通常では疲れない程度の仕事でも、目の痛み、かすみ、まぶしさ、充血、流涙を生じ、全身的にも頭痛、肩こり、吐き気などを起こす状態をいいます。眼精疲労は、病名ではなく状態ですから、解除するには原因を探ることが必要です。原因には目の因子と体質因子と環境因子とがあります。環境因子としては、照明の状態や見る対象が関係します。対象に関しては、大きさやコントラストや動きが関係するとされます。小さいもの、コントラストが少ないもの、動き続けるものを見るのは疲労のもとになります。体質因子としては、身体的な因子と精神的な因子がります。身体的な因子には、全身的な疾患、衰弱、急性疾患からの回復期、妊娠、過労、栄養不足、睡眠不足などが影響します。簡単にいえば全身状態の不良が精眼疲労の身体的因子です。精神的因子としては精神的疲労や神経質などが考えられます。

## 目が原因の眼精疲労

眼精疲労が目の因子で起きるときには、眼位（両目の位置）の異常や、輻輳《ふくそう》（両目を寄せる働き、反対は開散）の異常で起きてきます。

眼位の異常で起こるものには、五つのグループがあります。

第一のグループは、調節性眼精疲労と呼ばれるものです。

これは調節を過度に行うことで起きるもので、屈折異常と調節異常があります。屈折異常としては、近視、遠視や乱視があげられます（図5）。近視で矯正が過剰な場合や、遠視で矯正が不十分な場合には眼精疲労が起きやすいといわれています。これらの状態では、よい状態で見るために過度の調節を必要とするので目が疲れるのです。

第二のグループは、筋性眼精疲労と呼ばれます。

これは眼位の異常や輻輳の異常で起きてきます。前者では、斜視や斜位や眼筋麻痺があると、両眼視で融像を維持するために努力が必要で、眼が疲れるとされています。

## 視力は健康のバロメーター

第三のグループは、症候性眼精疲労と呼ばれるもので、緑内症の初期や、軽いびまん性表層角膜炎で目が疲れることがあります。

第四のグループは、不等像性眼精疲労と呼ばれます。これは左右の眼に感ずる同一物体の像の大きさや形が異なる場合に起きて、両眼視をしようとしても融合がうまくいかず、目が疲れる体験が生まれます。強い乱視などの場合に見られます。

以上が、目に具体的に問題がある場合ですが、さらに、第五のグループとして、神経性眼精疲労というものがあります。これは目には異常がないのに目が疲れる場合で、神経質な人に起きるとされています。

このような分類には、異論もありますが、眼精疲労の全貌をつかむのには有益です。いずれにせよ、眼精疲労がさまざまな原因で起こるものだということを知っておくことが人間の視力・眼力を考える上では大切です。

図２　調節性眼精疲労による屈折異常

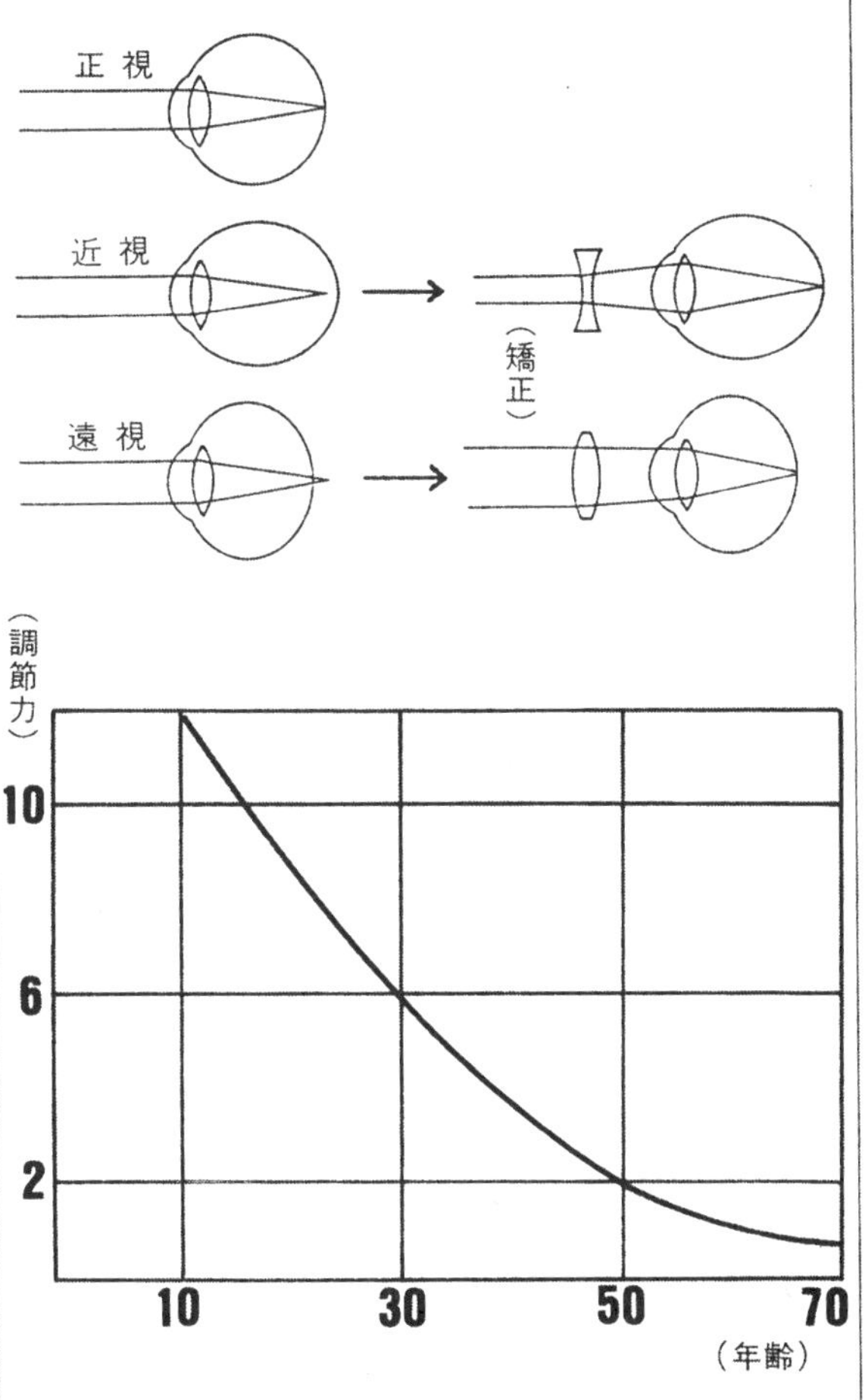

## 密接に結びついているストレスと視力

眼精疲労は努力をしてものを見る状況で生まれるともいえます。それがうまくいかないと、さまざまな緊張を作り出していきます。例えば、表情がこわばってきます。また、頭部や、頸部や、肩の部分の筋肉に緊張を及ぼしていきます。

疲労した時には、どんな知覚症状が出るかをまとめると、「眼が疲れる、眼がちらつく、目がしぶい、動作を間違える、足がふらつく、味が変わる、めまい、耳鳴り、手がふるえる」などといったことが起きてきます。

精神症状としては、「頭がぼんやりする」といったことなどの症状が現れます。いかに疲労と目の症状の関係が深いかがわかるでしょう。

このうち、目がしぶくなるのは、昼間の交感神経優位の状態から、副交感神経優位の状態への移行が起きるときに感じるものであるともいわれます。目は自律神経の状態と密接に関連しているのです。

## 急速に増えているテクノストレス

最近の私の外来患者のうち、肩こりや腰痛のある働き盛りの人に問診をすると、半数以上の人がパソコンの画面を見る仕事に従事しているといいます。

このようなストレスはテクノストレスとも呼ばれますが、技術が進歩して、慣れない作業が増えるにつれてテクノストレスも増えていきます。このときの疲労感は、実際の筋肉の疲労ではなく、仕事自体に対する精神的な姿勢が大きく関与し、影響を与えています。

逆に、仕事に目的意識や、達成感がそのつど伴うような仕組みを与えると、それも軽減する可能性があるのです。

ＶＤＴの仕事に従事する場合には、労働省労働衛生課の出している「ＶＤＴ作業のための労働衛生上の指針」（ＶＤＴとはビジュアルまたはビデオ・ディスプレイ・ターミナルズの略）を参照するとよいでしょう。その要点だけを紹介してみましょう。

## 「VDT作業のための労働衛生上の指針」より

「室内は明暗の対照が著しくなく、かつ、まぶしさを生じさせないようにすること。作業者の視野内には高輝度の照明器具や、窓や、壁面や、点滅する光源がないこと。画面、書類や、キーボード面における明るさと、周辺の明るさとの差はなるべく小さくすること。連続してVDT作業をする労働者は、視画面の注視時間やキーを操作する時間を短くする配慮が望ましい。画面のフリッカーは知覚されないこと。画面の図形や文字の輝度と、それらの背景とのコントラストを容易に調整できること。キーボードは、ストローク（押圧する距離）と押下力が適当であること。椅子は安定して、容易に移動でき、床からの座面も調節できること。脚まわりの空間は脚が作業中に窮屈でない大きさのものであること。高さの調整ができない机または台を使用する場合、床からの高さが六五センチ以上、七〇センチ以下のものを使用すること」などと説明されています。

## 無理な姿勢を避ける工夫

また、無理な姿勢を避けるために、以下のような配慮で総合的な調整が望まれます。

㋑ 椅子に深く腰をかけて、背もたれに十分にあて、履き物の足裏全体が床に接した姿勢を基本とすること。また、書見台及び十分な広さをもち、かつ、すべりにくい足台を必要に応じて備えること。

㋺ 椅子と大腿部膝側背面との間には手指が押し入る程度のゆとりがあり、大腿部に無理な圧力が加わらないようにすること。

㋩ 上腕をほぼ鉛直に垂らし、かつ、上腕と前腕の角度を九〇度またはそれ以上の適度な角度を保持したときに、キーボードに自然に手指がとどくようにすること。

㋥ ディスプレイの画面の上端が眼の位置より下になり、四〇センチ以上の視距離が確保できるようにすること。ディスプレイ画面とキーボードまたは書類との視距離の差が極端に大きくなく、かつ適切な視野範囲になるようにすること。

## 明るさ・位置・距離を工夫しよう

瞳孔は明るさに応じて明暗順応で大きさを調節しています。画面と書類・キーボード面と周辺との明るさの差が大きいと、明暗順応による負担が大きくなるので、それを避けるために、差を小さくするのです。

足台を活用すると、足を疲れさせないだけでなく、背中や腰の疲れを防ぐ効果もあります。書見台は、ディスプレイ画面と原稿が同じ高さになるように用いると、首や目の負担が軽くなります。

画面の上端の高さを眼の位置より低くするのは、首や目の負担を少なくする姿勢を保つためです。視距離をおおむね四〇センチとしたのは、目に負担をかけないで画面を明視でき、かつ、目とキーボードと書類との距離の間に極端な差が生じないようにするためです。もし、この差が大きくなると、視線の移動のたびに焦点調節をするので、眼精疲労を招くとされます。

## 正しい姿勢をとることが大事

正しい姿勢とは、皆さんが、座ったときに、安定した状態を維持していられることです。それにはまず、偏《かたよ》った姿勢をとることをやめましょう。次に、目が傾いている状態もよくありません。前方にかぶさりすぎるような姿勢も禁物です。

また、肘の位置は姿勢の維持にかなり大きな影響を持っています。私が見たある女性は、右肘を前方に突き出して文字を書く癖を持っていましたが、肩こりがひどいというので調べてみると、通常とはまったく違う場所にこりがみられました。

一般に、左利きの方は、手首を曲げて書く傾向がありますので、左肩が前に突き出しがちです。その結果、右利きの人とは異なったこりを形成する傾向があります。

長時間同じ仕事に没頭して座っているときには、前屈みになりがちですが、時々それを自覚して、できるだけ背筋を伸ばすようにしてください。すると、心の状態も開いた明るい状態になります。心と体の相関関係を活用するように心がけてください。

# TVゲームは目に害を与えるか？

子どもではTVゲームも大きなストレスの原因になります。子どもにとっては楽しく面白いことなので、大人のテクノストレスとはまた違った形での影響がでる可能性があります。一部のマスコミでは、「光てんかん」の発作が話題になりましたが、実際にはその頻度は少なく、もっと問題なのは、無意識に作り出す姿勢の反射や肩こりなどの副産物です。実際に身近な子どもたちがゲームに没頭していて首が痛くなる例が見られますから、これは現実的な問題です。それが定着すると、学習に影響を与えることもあり得るでしょう。しかし、ゲームの世界に慣れることは、きたるべき時代に適応する重要な資質の形成にもつながります。その効用はスピード、リズムなど、ゲームを楽しくする要素に慣れるほかに、目標設定能力やそのつどの達成感を味わう喜びを体験することにもあります。子どもは楽しいと無制限にのめりこみがちですので、親が常識的な範囲で適度に管理してあげるとよいでしょう。

## 内臓の働きが視力に影響する

内臓の働きと視力との関係も無視できません。

一般に、内科学の立場から、視力に関係する現象をチェックしてみましょう。

目がかすんだりするときには、内科的な観点からは、目に関係した症状を、視力障害、流涙（なみだが流れる状態）、羞明（まぶしさを感ずる状態）、かゆみ、眼球や眼窩内の痛みなどからとらえます。

視力低下には、複視（だぶって見える）、眼精疲労、眼前暗点、眼華閃発（眼前がチカチカする）などの症状も含まれますので、現象をきちんととらえておきたいものです。悪性高血圧（高血圧性網膜症）と呼ばれる状態や、糖尿病による白内障や糖尿病性網膜症で視力低下をきたすこともあります。

複視とは、ものがだぶって見えることです。これは眼球を動かす筋肉が調和を乱して動いているときに生まれます。

眼精疲労は、調節不良や、外眼筋のアンバランスからくることが多いものです。眼前暗点や、眼華閃発はあまり意味のないことが多いものですが、ときに重大な疾患の前駆症状のこともあるので注意して経過を見るべきです。

流涙や羞明は、眼の炎症性疾患や外傷に際して認められることが多いものです。かゆみは、アレルギー疾患で生まれます。これにはアレルギー性鼻炎の副症状として現れるものがあります。アレルギー性鼻炎には、スギ花粉症のように、季節的な変動がありますから、比較的診断がしやすいものです。

眼球の痛みは、部位や性質によってさまざまな原因が考えられます。悪性腫瘍などのこともありますから、痛みが継続する場合には、眼科専門医にきちんと診断をつけてもらうことが大事です。

以上のように明確な原因がつかめるものは、かえって対策がはっきりしていてよいのですが、一般には、原因がむしろ漠然としたままで、視力が低下したり、目に違和感を訴えたりすることがありますから、注意すべきです。

目だけに注目せず、全身症状の中の一貫として目の症状を見るようにすべきです。

## 目が痛いときは、適切に原因をつきとめる

目の痛みには、表面の痛みや、目の奥に感じたり、ごろごろする痛みや、刺すような痛み、うずくような痛みなどさまざまなものがあります。

目の痛いときには、その原因を探す必要があります。

眼球付近の痛みを目の痛みと感ずる場合に、三叉神経痛があります。このときは、眼窩の上の縁《ふち》の中央よりやや鼻の側に圧痛があることが多いものです（ここが神経の出口）。眼球附属器の病変としては麦粒腫が多く、まぶたに小さい腫瘍があり、押して痛みを感じます。目の痛みがあって、目が突出する場合は、眼窩の内部の病変を疑います。眼精疲労で痛みを覚えることもありますが、これは別の項を見てください。

眼球自体の痛みは、結膜、角膜、強膜の病変でくることが多いので、眼科で確実に診断してもらってください。眼痛で見逃してならないのは緑内障で、これは眼圧の測定をするとわかります。眼痛は人によっては頭痛と感じる人もいるので、要注意です。

## 人間は光の情報を生存に役立てている

地球の生命はすべて光の恩恵をこうむっているといっても過言ではありません。その光に対して発達した特殊な感覚器官が目なのです。

植物は光からエネルギーをとっていますが、人間は光から情報をとっているのです。植物は葉緑体の中のクロロフィルという色素を使って、光のエネルギーを吸収して、成長に役立てています。クロロフィルは六〇〇～七〇〇ミリミクロン（橙色～赤）と四〇〇～五〇〇ミリミクロン（青紫～青）の部分の光を活用しています。多くの動物は、その植物を食べることを通して、太陽のエネルギーを利用しているわけです。

人間は光の情報を生存に役立てています。そのような目ができてきた歴史を知ることは、人間が地球上で進化してきた道筋を理解する上で大切です。水をたたえた深く暗い洞窟の中には、ときに目のない魚やエビが棲んでいますが、それは偶然ではありません。同様に、人間が特定の光の波長を見る力を獲得したのも偶然ではないのです。

## さらに進んだ視覚の世界を求めよう

現代になって、さまざまなメディアが進歩した結果、私たちは感覚情報の処理の仕方を進歩させ、さまざまな感覚情報を総合し、判断を洗練させ、加速させる必要性が日進月歩で大きくなっています。例えば、医学の分野では画像診断がますます大きな役割を果たすようになっています。超音波画像診断や、ＣＴスキャンは、すでに一般の人々にもなじみのある検査になり、ＭＲＩ（核磁気共鳴画像）や、ＥＣＴ（エミッション・コンピューティド・トモグラフィー、体内に投与された放射性同位元素分布を体軸周囲から測定して、断層像を作成する）のような検査が活用されるようになっています。医学以外でも、さまざまな自然の探索技術や、そこで得られた画像の表現技術・解析技術が進歩して、人類はそのような新しいレベルで物を操作し、ものを考える能力が要求されているのです。装置や機械の進歩に対応して、人間の方が技術を超える能力を磨くことが、ますます必要になってくるのは間違いありません。

## 視力と眼力との関係

視力とは、先に定義したように、目玉のレベルでのものを見る力です。

それに対して、本書でいう眼力とは、視覚の働き全体を総合した能力のことです。別ないい方をすれば、眼力とは、視覚システム全体の能力のことです。その視覚システムの中には、視覚から得た情報を知的・直観的に判断する能力も入っています。

これはもう目だけの問題ではありません。

そのような力を鍛えるのが本書のテーマですから、これは能力開発をダイレクトにめざす分野であることがわかるでしょう。しかし、その過程でいわゆる「目の力」である視力も高まるのです。

具体的には、目の入り口から、神経の伝導経路を通って、さらに脳での情報処理の流れまでを総合的に改善するのが眼力法のテーマなのです。

しかも、その情報処理は、洞察力を伴い、直観力を磨くものでなければなりません。

## 心の配り方で見る力が向上する

紀元前四三〇年の「大学」（儒学で重要視する四書の一つ）には、「心ここにあらざれば視れども見えず」とあります。これは、「正心」の説明として述べられていることです。心を正しくするには、怒り、恐れ、誘惑、悩みを断たねばならず、それらに動かされていると、心は正しく働かなくなってしまうことを述べています。

唐宋八大家の一人として知られる名文家の王安石の言葉に「一視同仁」という言葉があります。これは誰彼の差別なく平等に愛することとです。

私たちが、視力を向上させようと思ったら、心の配り方をマスターすべきなのです。ある実験によれば、ネコに何かを見せたときの脳波を測り、そこでエサを見せると脳波に変化が生まれます。これも注意が外れると、視れども見えずとなることを意味しています。心の準備をしてからものを見る練習をすべきです。その際に役立つキーワードは、「広く明るく正しく大きく見ること（これは広明正大）」です。

## 宮本武蔵の眼力とは何か

宮本武蔵は、「五輪書」の中で、次のように述べています（「武蔵五輪書」ＮＴＴ出版刊より引用）。「目の付け方は大きく広く付ける目である。『観』『見』二つのことが、観の目は強く、見の目は弱く、遠い所を近く観、近い所を遠く見ることが兵法の特徴である」。大きく広く見るとは、視野を広げることと同時に、局所にとらわれないことです。眼力を磨くには、このような心構えが大事であり、それはまた、速読の心にも通ずるのです。

「兵法の目付けは、おおかたその人の心に付けている目である。大勢の兵法にいたっても、その敵の人員の情勢に付けている目である。『観』『見』二つの見方、『観』の目は強く、その敵の心理を見、その場の情勢を見る、『見』の目は大きく、その戦の景気を見る、その折の強弱を見、まさしく勝つことを得ることが第一である」ともいいます。彼が眼力をどのように鍛錬したかがはっきり伝わる文章といえるでしょう。

## 人生の目利きになって能力開発をする

能力開発における視覚系の役割には、極めて大きなものがあります。それは視覚が果たしている役割の大きさからいっても当然なのです。

視覚系を磨くには、視野に大きな喜びを入れていくことが大事です。目の喜びは見る喜びです。美しいもの、すばらしいものを眺めることで、視力を最大限に発揮することができます。それを実践する方法は、積極的にいろいろなものを見る努力をすることです。日々、目を見開いて、興味を広げ、喜びの気持ちを持ち、関心を深めて、たくさんの人、たくさんの場所、たくさんの物を見ていきましょう。その結果として、たくさんの感動を蓄えましょう。すると発想も広がり、感性も豊かになります。

発想の極意は想像力でストーリーを作り上げることですから、想像力を働かせながら、ものを見ていくことで、能力の枠組みが広がるのです。そのようにすれば、人生の目利きになって、自然に能力も伸びていくでしょう。

# 第二章　眼球運動で視力・眼力を強化する

## 目の動きのよしあしは老化のバロメーター

目には光の情報を処理する働きがありますが、その目には、すばらしい運動機能が備わっています。人類は海から陸上に上がってから、さまざまな空間認知の能力を獲得し、運動しながら、周辺を一八〇度にわたって眺めることのできる目を獲得しました。それを支えているのが、眼球を自由に動かす力です。そのために、三対の眼球の筋肉を備えています。

その眼球の動きが衰えることとは、膨大な光の情報を入れる装置がさびついていることに他なりません。そこで、その眼球の精密かつ、高速な運動の働きを回復し、さらに高めるのが、この訓練の目的です。目の筋肉を活用することで、私たちの生活も豊かになる可能性があるのです。眼球運動の効果はさまざまですが、それは主に脳幹の刺激から生まれます。眼球運動の中枢は延髄にありますので、さしあたっては延髄を活性化することに役立ちます。詳しい説明は、第六章の解説をごらんください。

## 眼球訓練は一日一回でよい

以下の一連の眼球訓練をそれぞれ一日に一分間ずつ行うようにしてください。

場所はどこでも構いません。せっかく行うならば、景色の美しい見晴らしのよいところが望ましいといえますが、場所を決めてしまうと、やらないことの言い訳になってしまう人は、トイレで行ってもよいのです。SRSの眼球訓練は、時間をとりませんし、場所も特別な道具も不要ですので（自分の目と手だけを使います）、ぜひ継続してください。コンタクトレンズをかけている人では、トラブルが発生するのを避けるため、レンズを装着中には、あまりに速く動かす訓練は控えた方がよいでしょう。レンズを外したときにしっかり行うようにしてください。近視や遠視や白内障のような状態では眼球訓練を行うにはあまり問題はありませんが、緑内障のような特殊な眼疾患のある人は訓練は避けた方が無難と思われます。炎症を伴う眼疾患がある場合にも行わないでください。他の特殊な疾患の場合には担当の医師に相談してください。

## 眼球の左右運動

ここでは、まず、眼球運動を紹介しましょう。これは次のような方法で行うものです。両手を前に出して、手首を曲げて、両手の指を図のようにしっかり開きます。両腕は、図3のように、肩の高さで約六〇度開いて、天井から眺めたときに、両腕が、正三角形の二辺を形づくっているようにしてください。

左右の指先をしっかり眺めながら、すばやく眼球を左右に動かします。視線は、そのつど、次に示す順番で指先をきちんと見るようにしてください。

指先に、親指を1、人さし指を2、中指を3、薬指を4、小指を5と番号を与えると、視線の先が、左1→右1→左2→右2→左3→右3→左4→右4→左5→右5と動き、次に、この逆で、左5→右5→左4→右4→左3→右3→左2→右2→左1→右1と動くようにします。これをつなぐと指先の往復運動になります。

これを約一分間にわたって繰り返しましょう。

図３　眼球の左右運動

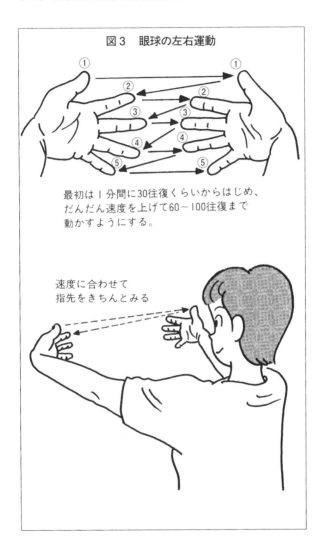

①
①
②
②
③
③
④
④
⑤
⑤
最初は１分間に30往復くらいからはじめ、
だんだん速度を上げて60～100往復まで
動かすようにする。
速度に合わせて
指先をきちんとみる

## だんだん速度を上げていこう

速度は、最初は一分間に三〇往復くらいで始めてみましょう。すなわち、一秒毎に、右を見たり左を見たりするのです。その動きを次第に加速して、一分間に六〇往復から一〇〇往復くらいまで動かすようにしてください。視線の先は指先をきちんと見ることが重要です。この訓練は運動の速度を上げることだけでなく、コントロールの改善を目指すからです。その速度に合わせて、指先をきちんと見ることで焦点を調節する力の訓練ができます。人によっては、ふだん動かさない目を動かすと吐き気やめまいが起きる人がいます。これは目に入る景色が急速に動くことによるものですが、訓練に慣れないために起きるものですから、あせらず、気分が悪くならない範囲内で練習し、次第に安全な範囲を広げるようにしてください。速読の訓練を目指す際には、ただ指先を見るだけでなく、周辺の視野を活用して、素早い視線の動きの中で、大きく全体を見る心配りも忘れないようにします。この心構えが眼力訓練でも重要です。

## なぜ、滑らかに動かないか

眼球運動がうまくいかないのは、練習不足のためです。練習をきちんと行うことによって、他の運動技能と同様にうまくできるようになっていくでしょう。

効果とも関連することですが、この動きが改善する過程で、眼球を動かす中枢になっている脳幹の血流が増えて、脳が活性化されます。人によっては、後に示す体験談のようにそれをはっきりと自覚できます。また、スピーディに動かす過程で、大脳の視覚領（後頭部にあり視覚の情報処理をするところ）という領域では、高速で入ってくる映像をその全体に合わせて解釈する働きも生まれます。このように、運動面と、情報処理の面との両方で、視覚の働きをレベルアップできるのです。

眼球運動に慣れてくると、目を速く動かすことで、爽快になることも起こってきます。しかし、何事もあせらないで、適度の量から練習を始め、次第に速く、きちんと行えるようにしていきましょう。

## 眼球の上下運動

次には、上下に眼球を動かす訓練を行ってみましょう。

これは二つの動作からなります。前半は、右手を上にして、左手を下にして、次頁の図の上段のような手の配置をとるものです。

両腕の角度はやはり六〇度として、指先をしっかり開きます。手首をしっかり曲げて、手のひらを手前に向けてください。

左右の眼球運動のやり方と同様に、視線を左右の親指から小指までの指先を交互に往復させる運動を行ってください。時間は約三〇秒とします。

後半は前半と左右対称に行います。すなわち、左手を上にして、右手を下にして、図の下段のような手の配置をとるものです。これも時間は約三〇秒とします。

この訓練を行うときには、背すじをしっかり伸ばすようにしてください。眼球訓練がただの目玉の訓練だと思わないで、全身の訓練だと思うことが大事です。

図４　眼球の上下運動

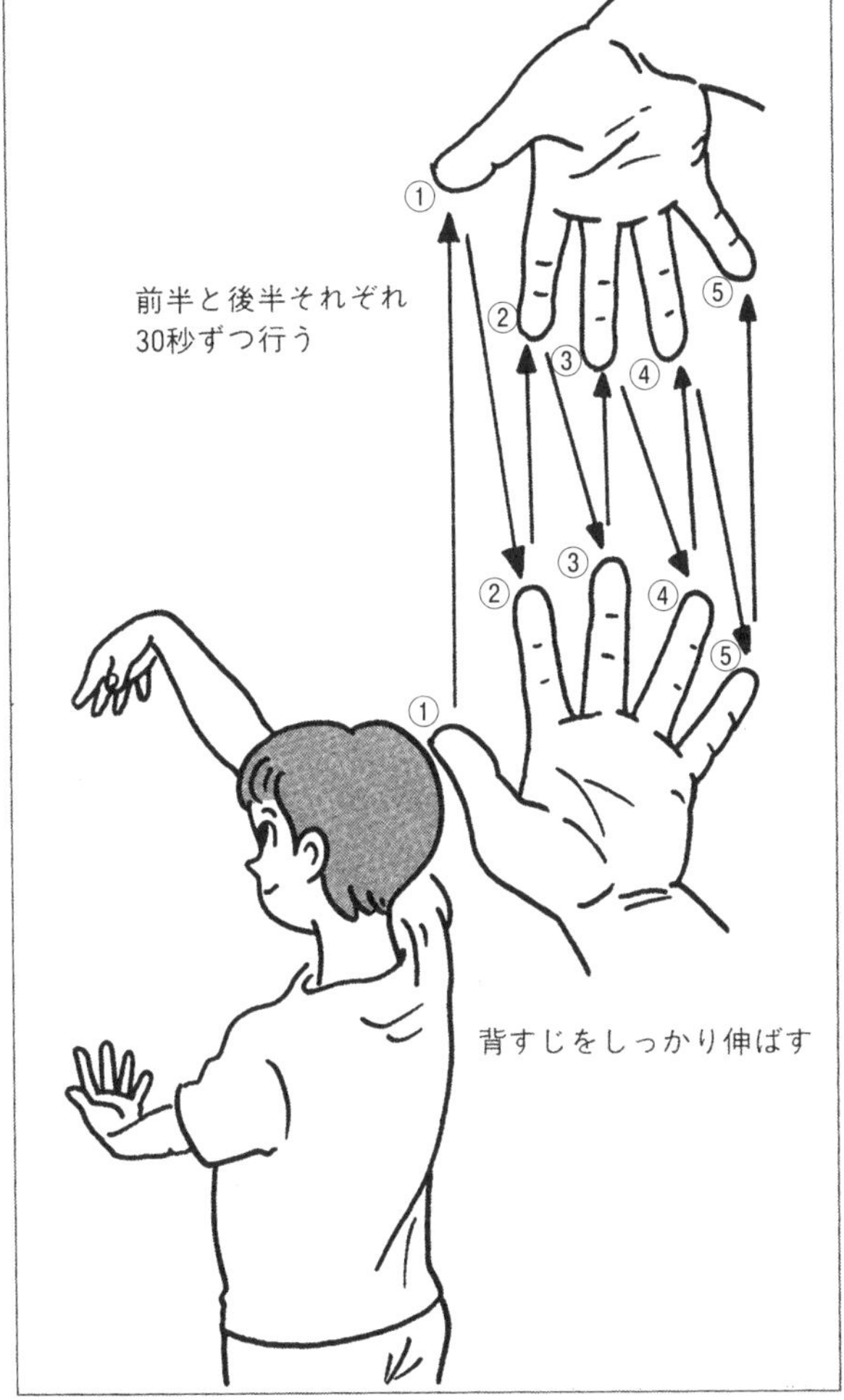
①
②
③
④
⑤
前半と後半それぞれ
30秒ずつ行う
背すじをしっかり伸ばす

## 眼球の斜め運動

次は、眼球を斜めに動かす訓練を行ってみましょう。

これも二つの動作からなります。

前半は、右手を斜め上にして、左手を斜め下にして、次頁の図の上段のような手の配置をとるものです。

両腕の角度は約六〇度として、指先をしっかり開きます。手首をしっかり曲げて、手のひらを手前に向けてください。左右の眼球運動のやり方と同様に、視線を左右の親指から小指までの指先を交互に往復させる運動を行ってください。時間は約三〇秒とします。

後半は前半と左右対称に行います。すなわち、左手を斜め上にして、右手を斜め下にして、次図の下段のような手の配置をとるものです。これも時間は約三〇秒とします。この訓練も、全身の姿勢を少しでも改善させるようなつもりで行ってください。

図5　眼球の斜め運動

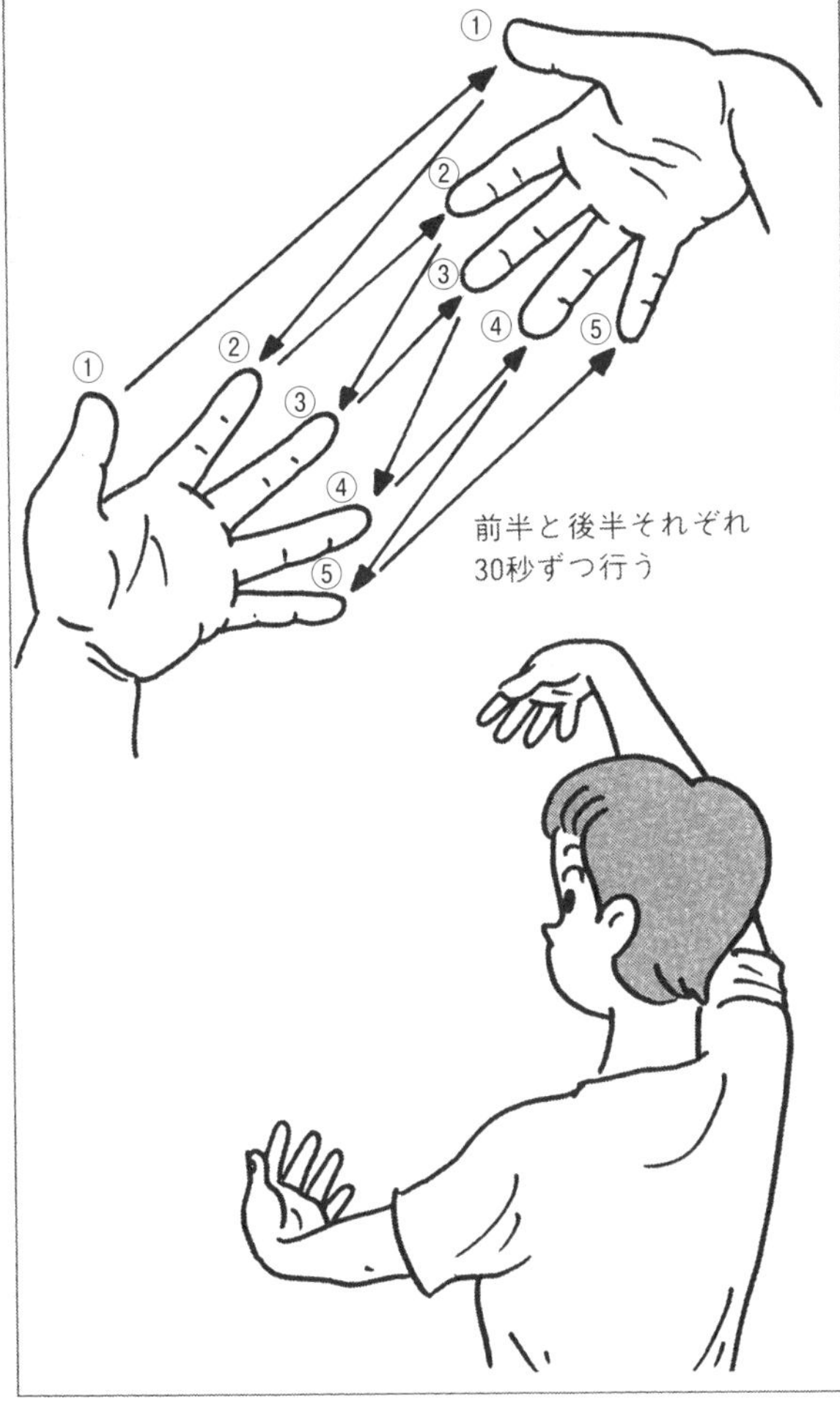
①
②
③
④
⑤
①
②
③
④
⑤
前半と後半それぞれ
30秒ずつ行う

## 眼球の連合運動

以上の上下、左右、斜めの動きには、それぞれ別々の筋肉の動きが関係しているのですが、ここでは、それらを滑らかに連動させて行う訓練を実践してみましょう。

そのために、前半では、右手の人さし指の先を、図のように、タテに8の字を大きく描くように動かします。その動きに合わせて、視線を動かすようにしてください。

この動きの中で、左右、上下、斜めの眼球の動きが自然に連動されて鍛えられていきます。

最初は小さく描き、慣れてきたら、できるだけ大きな8の図を描くようにしましょう。

後半では、左手の人さし指を使って行うようにしましょう。

指を8の字に動かす途中で、肩の周辺や、背骨なども自然に動きます。目だけの運動だと思わないで、全身の運動として行うと、心身を活性化する効果も高まります。

図6　眼球の連合運動

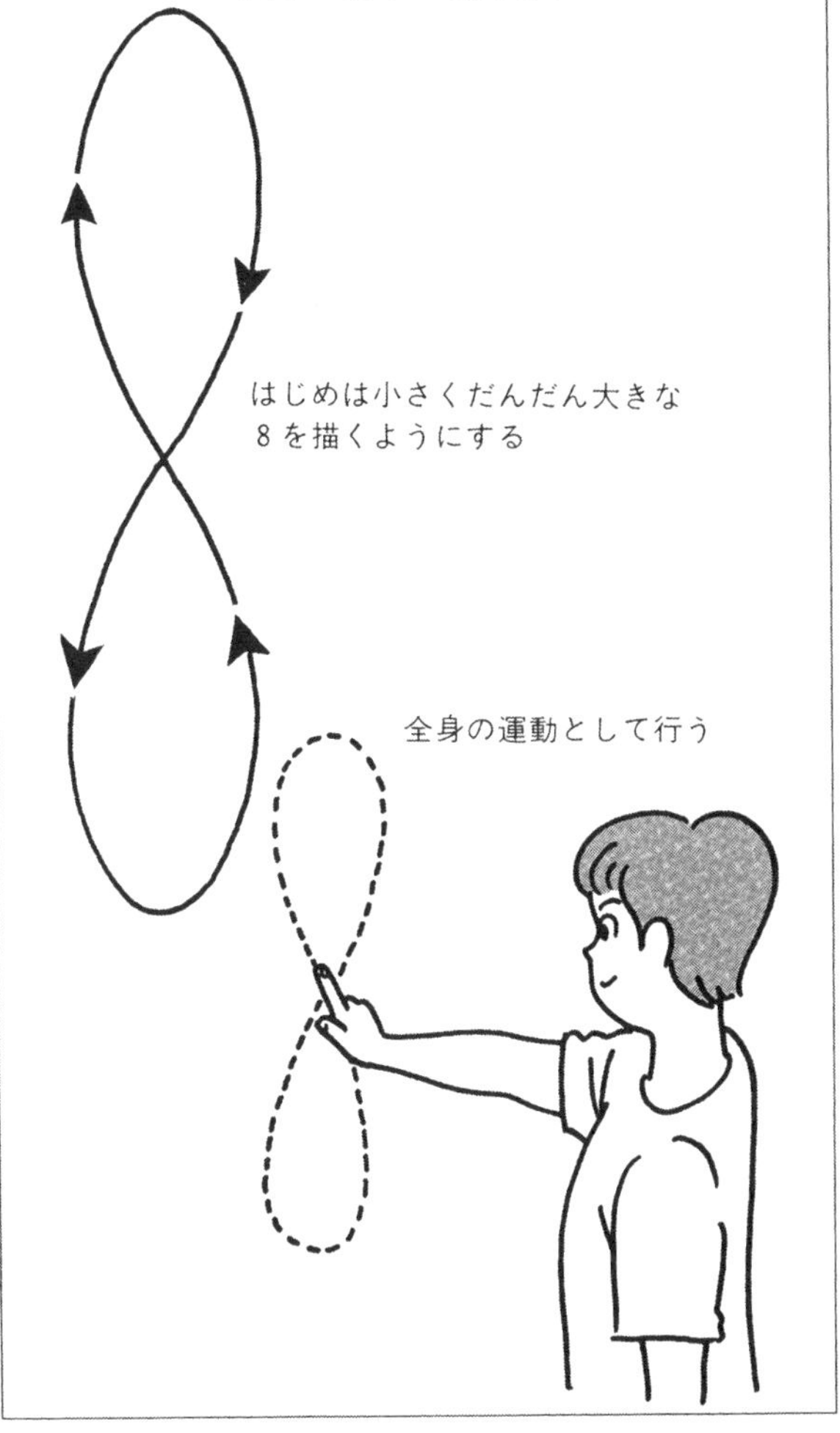
はじめは小さくだんだん大きな
8を描くようにする
全身の運動として行う

## 眼球の輻輳運動

次に、眼球の前後の視野を調節する運動を行いましょう。

図のように、人さし指を二本立てて、前後運動をします。

前半では、図のように、右手の指を手前に近づけ、左手の指を遠ざけて、焦点を合わせるようにしながら、約三〇秒間、交互に指先を見て前後の調節運動をします。近くを見るときも、遠くを見るときも視野をしっかり調節しながら行うことが大事です。

後半では、左右を入れ替えて、約三〇秒間、同様に前後の調節運動をします。

この運動では、輻輳と開散（または発散）という二つの働きを訓練しています。輻輳とは、目に近いところに視線を集める働きであり、これは両目の内直筋という筋肉で行われます。開散は、輻輳した視線を左右に分散させる働きで、両目の外直筋という筋肉の働きで行われます。これらの指令中枢は、先の四つの訓練を支配しているところとは別の場所ですので、目的も異なったものになります。

図7　前後の視野を調節する運動

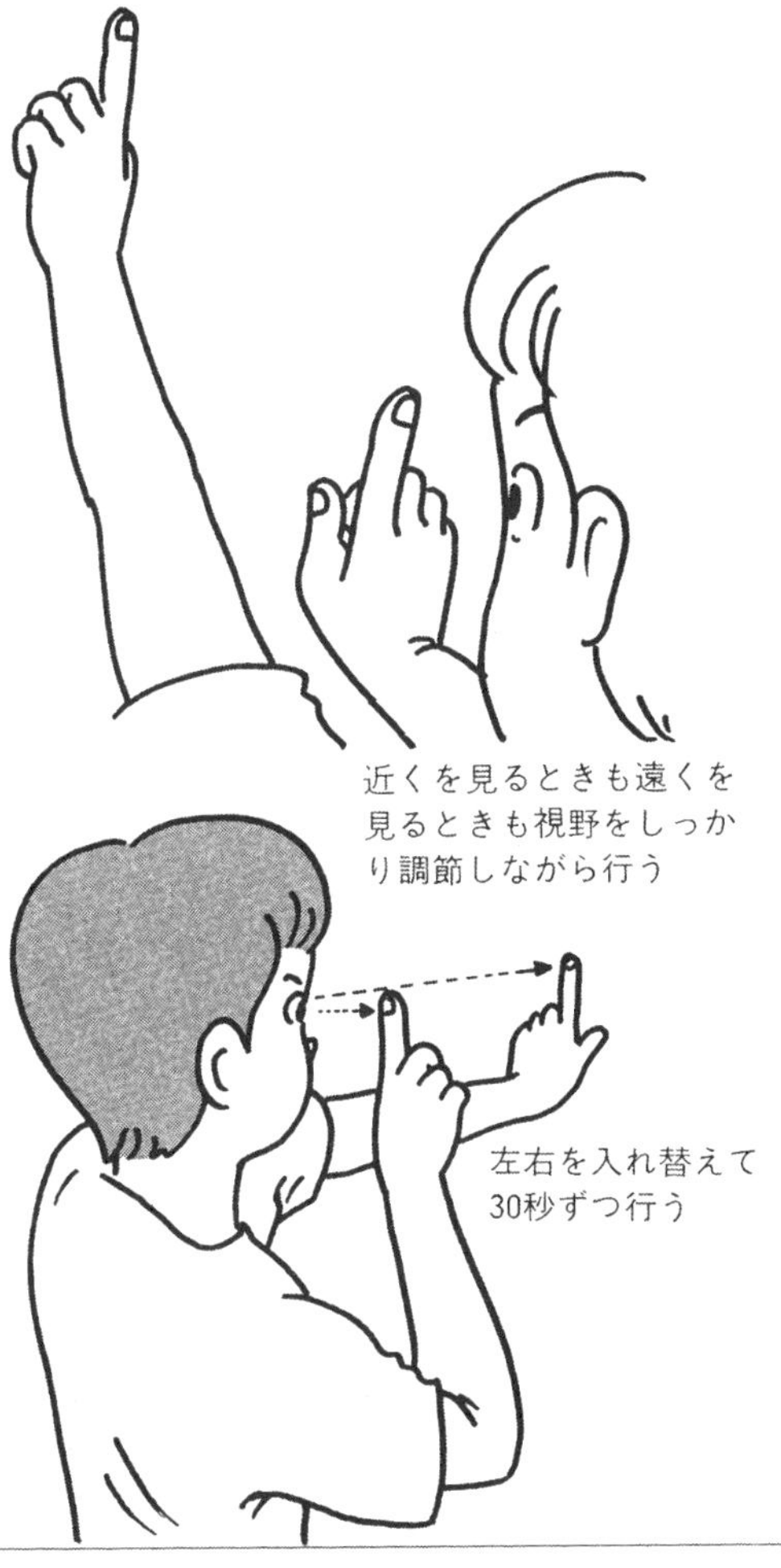
近くを見るときも遠くを
見るときも視野をしっかり調節しながら行う
左右を入れ替えて
30秒ずつ行う

## 「以前からぼんやりとかかっていた目のうろこが取れた」

眼球運動の体験談を述べてみましょう。眼球運動は、自律神経の反射を起こすことがありますので、思わぬユニークな体験も生まれます。目の影響の偉大さを知ってください。まず、眼球訓練では、目がはっきりして、ものの見え方に変化が生まれます。「以前からぼんやりとかかっていた目のうろこが取れた（四八歳、女性）」。「周辺視野に意識を向けると、ずいぶん広い世界に多くのものが見えていることに気づいた。眼球訓練は、指を使うと、背後の光景にも意識を向けやすく、面白い（通信講座受講）」。

また、眼球訓練を通じて、ふだん使わない脳が刺激されることがわかる人もいます。「最初は目を動かすのが、こんなに疲れるものとは知らなかった。やっていると、後頭部が意識されて、脳幹が使われているのが実感できる」。「眼球訓練では、頭がくらくらして脳ミソがゆさぶられているような感じがした」。

## 眼球の運動で頭もすっきりして、皮膚感覚も活性化

眼球訓練では頭もすっきりして、頭脳活動が高まる体験をされた方も多いのです。

「眼球訓練をすると、頭がすっきりします」。

「疲れてぼやーっとした頭がスッキリした感じになります」。

「眼球訓練の直後には速読がしやすい」。

皮膚感覚が活性化して、敏感に気を感ずるようにもなります。

「眼球訓練のとき、右手が熱くなり、ピリピリしました」。

「眼球訓練では、指の間に何かを感じました。目をつぶると、もう一人の自分が鉛筆でジグザグをすばやくなぞっていました」。

体調が改善したり、痛みが消えたりもします。「低血圧なので、午前中は頭がすっきりしませんが、眼球訓練をするうちに、少し目の前が明るくなります」。「眼球訓練で、腰の痛みがとれた」。

# 目の動きは心の動きを表す

目の動きは心の動きを表し、目の力は心の力を表しています。

それは見ることの中に心の総合的な働きが示されているからです。

日本語の中には、「白い目で見る」、「白眼視する」という表現や、「横目で見る」、「流し目で見る」、「伏し目がちで見る」、「下目に見る」、「上目づかいに見る」、「うろたえる人々を尻目にしてその場を去る」、「目を細めて見る」、「半眼に構える」などといった興味深い表現があります。これらは目の動きに心の奥深くの感情の動きがからんでいたり、潜在意識の動きが関与していることを示唆しています。「目は口ほどにものをいう」のも、目を見ると心の奥がわかるからです。「眼光炯々として、紙背に徹する」という言葉がありますが、眼光は精神力を意味しています。

偏った目の動きは、偏った心の動きと対応します。それが、眼球訓練で、四方八方に円滑に眼球が動くようになると、それにつれて心の働きも円滑になるのです。

# 第三章　呼吸法で視力・眼力を強化する

## 連動する共鳴呼吸法と視力

呼吸の中枢は、脳幹の延髄にあることが知られています。延髄には、眼球運動の中枢も同居しています。したがって呼吸と眼球運動を連動して行うことで、脳幹が効果的に刺激され、元気が湧いてきます。このようなアイデアに基いた呼吸をすると、意識が目覚め、眼力もしっかりしてきます。そのための方法を紹介しましょう。

ＳＲＳでは、身体のさまざまな部分を共鳴させながら行う運動を活用して、心身の活動水準を高めていきます。呼吸法に関しても、以下のように眼球運動や、心の働きに合わせて行いますので、共鳴呼吸法と名づけて、一連の技術を開発しています。

やり方は次頁の図のパターンにしたがって、数分間呼吸をするもので、ＳＲＳ速読の基礎でも用いている方法です。具体的には、まず、パターンを覚え、それをイメージしながら、光のボールが矢印の順番に線をたどると想定して、ボールが上昇するときは息を吹い、下降するときは息を吐きます。いずれも約六秒ずつかけましょう。

図8　共鳴呼吸法

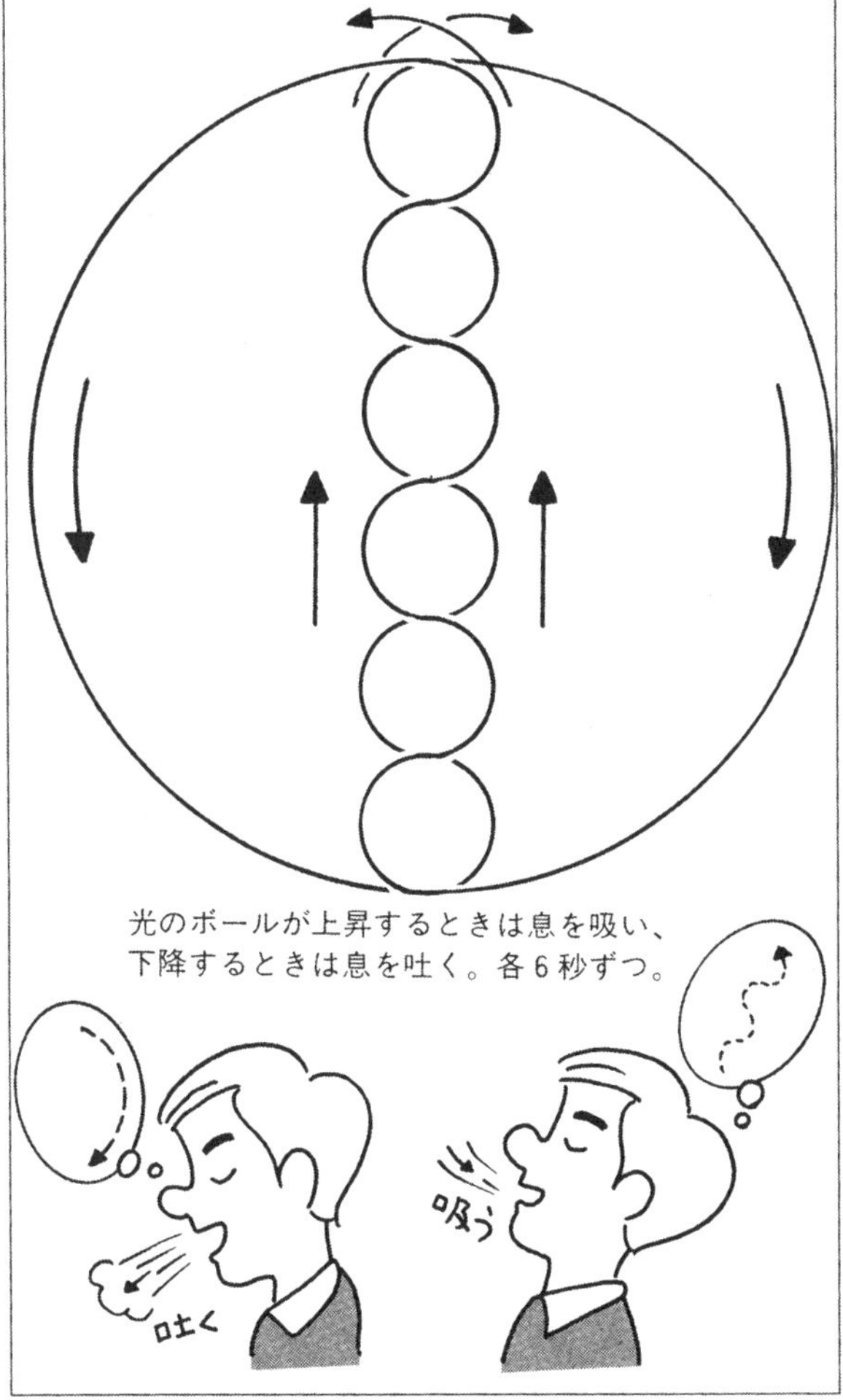
光のボールが上昇するときは息を吸い、
下降するときは息を吐く。各6秒ずつ。
吐く
吸う

## 指運動と眼球運動を共鳴させよう

イメージを使ってゆったりと呼吸することができるようになったら、今度はその動きに、腕の運動と眼球の動きを共鳴させていきます。

それには、皆さんの前方に前図のイメージが浮かんでいると想定して、実際の右手の指先（人さし指と中指を合わせて手刀の形にしたもの）でたどっていきます。このとき、視線は、手刀の先をしっかりと見つめるようにしましょう。

以上の動きに合わせて、手が上に行くときは息を吸い、手が下に行くときには息を吐くようにしましょう。

胸や肩の筋肉を十分に活用することに注意しましょう。

また、視線を視野の端のぎりぎりになるように手先を移動させてください。このような非日常的な動きをすることで、眼球を活用して脳を刺激できます。

時間は一分から二分位でよいでしょう。心地がよければ延長してもかまいません。

## 呼吸は自律神経に影響を与え目の働きとつながっている

呼吸は自律神経に深い影響を及ぼします。

人間の神経には、随意神経系と不随意神経系とがあり、前者は、自分の思い通りに動かせる筋肉などを司り、後者は、自分の思い通りには動かない内臓や血管系などを主として司っています。随意神経は動物神経、不随意神経は植物神経とも呼ばれます。

一般に、自律神経の働きは、心臓の拍動の間隔のばらつきで調べることができます。心臓の拍動は、正常な人では、厳密に等しい間隔で打たないで、若干のばらつきがあり、そのばらつきに影響を与えているのが自律神経（特にそのうちの迷走神経）です。このばらつきは心電図で調べることができますが、呼吸のリズムと明確に対応して変動します。これから、呼吸が深く自律神経に影響を与えていることがわかるのです。

一方で、自律神経は目にも影響を与えていますから、自律神経を経由して、呼吸と目の働きとはつながっていることになります。

## 呼吸は頭脳を活性化し眼力を支える力に関わる

呼吸は意識と無意識にまたがる非常に面白いシステムです。

というのは、呼吸は意識的にもコントロールできますし、また、意識を失っているときにも無意識のレベルできちんとコントロールされているからです。

これは別の側面から見ると、前述したように、随意システムとしてもコントロールできるし、不随意システムとしてもコントロールされていることとも関連しています。

このような能力は、実は動物の進化から見ると、かなり高度なレベルの出来事なのです。実際、呼吸系が意図的にコントロールできるようになったために、人間は息を自由に活用して、言葉をしゃべることができるのです。したがって、呼吸系は酸素をとり、炭酸ガスを吐き出すという生命維持のもっとも原始的な側面と、言語の働きによって知性を磨く、という知性のもっとも高度な側面とを同時に担当しているのです。そしてそれは水面下で、頭脳を活性化し眼力を支える力にも関わっていくのです。

## 呼吸法で、見える世界もすっきりする

以下の二つは、SRSの通信講座の受講生の体験談です。参考にしてください。

「呼吸の練習をしていると、体調がよくなる感じがします。共鳴呼吸法をしていると、本当に心がすっきりします」。

「太陽に向かって共鳴呼吸法をすると、すがすがしい気持ちになります。呼吸法は心が落ちつきます。イライラした時は、今までモミ手をしていましたが、心がスッキリしませんでした。これからは呼吸法でイライラを解消したいと思います」。

さらに、通常のSRSのクラスでの体験談を記してみましょう。

「呼吸法をすると、目がさえてきます」。

「呼吸によって、自分の気持ちが浮き上がったり、沈んだりするのがわかりました。息を吐くときに、一番物事に集中できると思います。共鳴呼吸法では、心が浮き上がるようで、心が閉じたり、開いたりする花にイメージできました」。

「呼吸法は気持ちがすっきりします。自分の心の中の状態は、今まで、自分では全く把握してなかったのだと思います」。

「眠い時に呼吸法をすると、だんだん覚醒してきて、気分的にもリラックスできます」。

「共鳴呼吸法を行うと、体調が体の内側から、ほんの少しずつよくなってきて、細胞が一つひとつ伸びをしてくるようです」。

このように、呼吸法は、頭脳をさわやかにする効果があることがわかります。それによって、見え方もさわやかになるのです。このような効果は、酸素をたくさんとったから起きるのではなく、むしろ呼吸運動そのものの動きが、大脳の意識のレベルを調節したり、頭脳の中の物質の代謝を変化させることによると思われます。それに加えて、呼吸法には、行い方を工夫することで、脳の血液の流れを変えたり、血液の中の酸性、アルカリ性の度合いを変える働きもあり、この影響も非常に大きいのです。

ふだんから、深く大きい呼吸を心がけるようにしてください。

# 第四章

## 気功法・東洋医学で視力・眼力を強化する

## 東洋医学で眼力強化

西洋医学では、主として、臓器ごとにものを見る見方が発達していますから、「目のことは目で行う」式の治療が行われます。しかし、東洋医学では全身の関連を重視して治療を行うところに発想の特徴があります。そのために、目に関することも、身体や内臓の遠隔部分との関連で診断したり、治療を行おうとします。

例えば、「素問」という書物の「五臓生成篇」には「諸脈はみな目に属す」とあり、「霊枢」という書物の「口問」には、「目は宗脈の集まるところである」と述べられています。また、「霊枢」の「大惑論」には、「目は五臓六腑の精で、栄衛魂魄の常に営するところである」とも記されています。また、「骨の精は瞳、筋の精は黒目、血の精は血絡、気の精は白眼、肌肉の精は瞼である。これらの精はひとまとめになって、絡脈を通って脳に入り、項に出てくる」とも述べています。これらはすべて、目が身体のあらゆる働きと密接に関連して働いていることをとらえた表現です。

## 目につながる全身のエネルギーの流れ

目が全身とつながっていることを逆にとらえると、目を用いて全身の治療ができることと、全身から逆に目を治すこととの二つの発想が生まれるのです。

全身のエネルギーの流れは、中国の経絡の考え方では、一二の正経と呼ぶエネルギーの流れがあり、さらに任脈と督脈を含む奇経と呼ぶ八つの流れがあります。その上にさまざまなツボ（経穴）があります。そのうち目に直接に枝を出しているのは、足につながっている胃経（眼に影響するツボは承泣《しょうきゅう》、四白《しはく》、巨髎《こりょう》）、手につながる心経（ツボは小海。これは支脈が眼球の深部にきている）、手につながる小腸経（ツボは養老。支脈が睛明で膀胱経に連結）、足につながる膀胱経（ツボは睛明、攅竹《さんちく》、心兪《しんゆ》、肝兪《かんゆ》、京骨《けいこつ》）、足につながる胆経（ツボは瞳子髎、陽白《ようはく》、関衝《かんしょう》、光明、侠谿《きょうけい》、竅陰《きょういん》）、足につながる肝経（支脈が目を通る。ツボは曲泉）、手につながり、耳や目の周囲を走る三焦経（ツボは和髎《わりりょう》、糸竹空《しちくくう》）の七つです。

## 無意識のツボの活用

先日、私の外来に通っておられる女性が、次のような体験を述べておられました。その方は、平素から身体のあちこちが痛くなることが多いのですが、あるとき右足の親指の付け根が痛くて、目がしょぼしょぼしていたのですが、自分でその足の付け根をほぐしたところ、目の方も非常に楽になったというのです。これは肝経という目から離れたツボを刺激して、間接的に目の症状を改善させたことになります。

ほかにも同様のことを私たちは無意識にしていることがあります。疲れたときに、目に手を当てたくなったり、痛いときに目を押さえたり、かゆいので目をこすったりするのも同様です。頭が痛いときに、こめかみを押さえたり、首がこったときに、無意識に首や肩に手がいってしまうのも同様です。

古人はこのような体験からツボを発見してきたのです。次頁には目の周囲のツボとそれに関連する経路を図示しました。たくさんのツボがあることがわかるでしょう。

図９　目の周囲のツボ

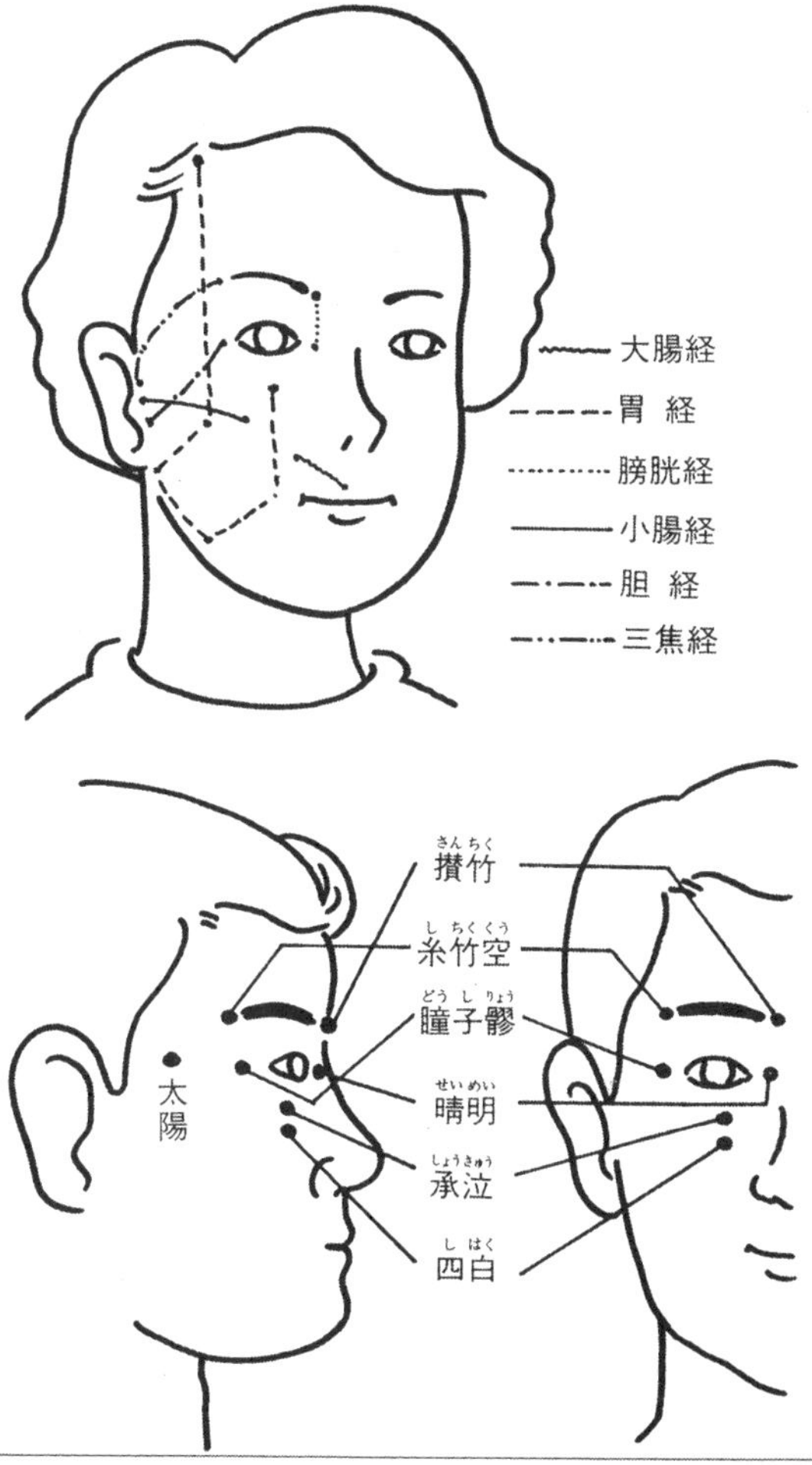
大腸経
胃 経
膀胱経
小腸経
胆 経
三焦経
攢竹《さんちく》
糸竹空《しちくくう》
瞳子髎《どうしりょう》
太陽
晴明《せいめい》
承泣《しょうきゅう》
四白《しはく》

## 目のツボをマッサージする

では、このような目のツボをマッサージすることにしてみましょう。目の周囲のツボを自然に押していくのですが、その方法は三つの段階からなります。

第一は、下眼窩の刺激。第二は、上眼窩の刺激。第三は、目の内側の刺激。第四は、こめかみの刺激です。

第一の下眼窩については以下のように行います。右手の中指の先で、右の眼窩に沿って、内側、真ん中、外側の三点を指圧します。押し方はじわーっと力を強めて数秒圧迫し、すっと離す方式にします。それぞれの場所を一回ずつ押して、全体を三回繰り返します。指の方向については図を参照してください。左手でも同様に左の眼窩に沿って同様に行ってください。このときに決して眼球を圧迫しないようにして注意してください。押している間も心地よく感ずるように、また押し終わったあともいやな感じが残らない程度にとどめることが大事です。

図10　目のツボを押さえる方法

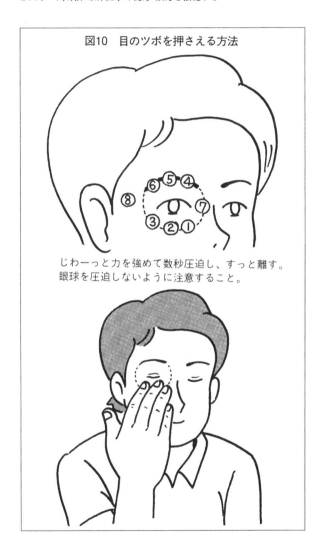

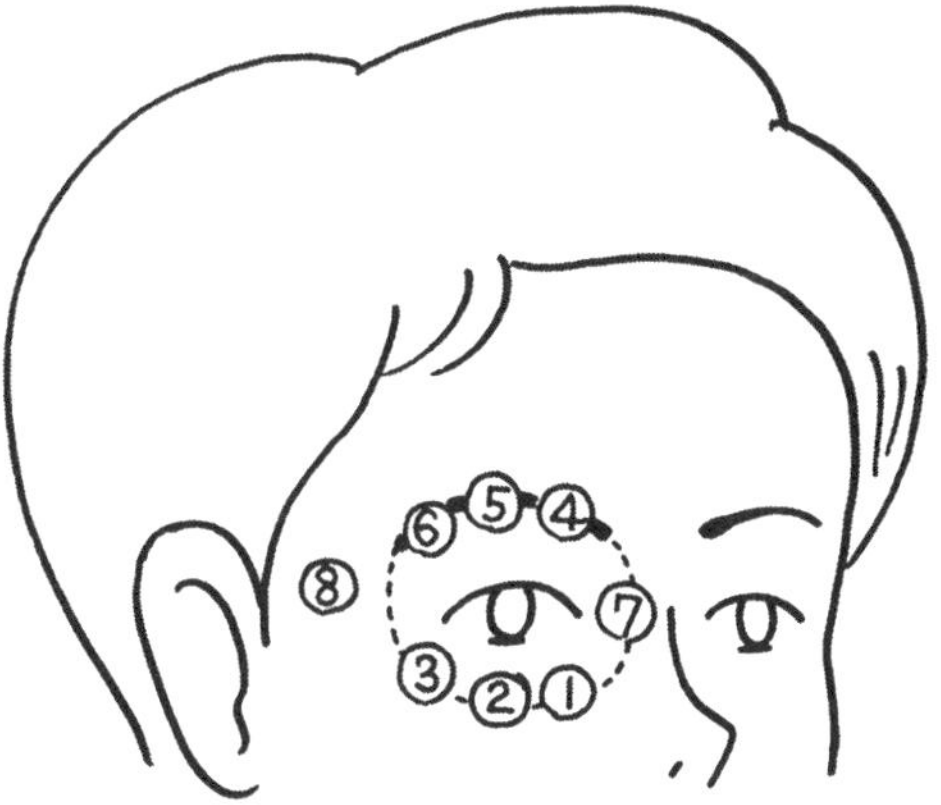


じわーっと力を強めて数秒圧迫し、すっと離す。
眼球を圧迫しないように注意すること。

## あせらず、やさしく行う

目はデリケートな器官ですから、効果をあせるようなやり方はいけません。

第二の上眼窩の刺激については以下の通りです。場所は、眼窩と額との境界部分を押します。多くの人では、ちょうど眉の線を押すことになるでしょう。

まず、右手の中指の先で、眉の線に沿って、右眼窩の内側から、真ん中、外側と下眼窩と同じ要領で、じわーっと数秒ずつ押していきます。これを全体として、それを三回繰り返します。

左手でも同様に行いましょう。押す強さについても前の注意と同様です。

第三の目の内側は、中指で、目と鼻の間をじわーっと押すようにしてください。

第四のこめかみについては、中指の先で、手のひらを頬に当てる姿勢で、じわーっと押したまま、ぐるぐると、中指を回してください。

慣れてきたら、中指だけでなく、他の指も併用するとよいでしょう。

## 目にはさまざまな反射が関わる

目は自律神経が深く関係しています。自律神経には交感神経と副交感神経の両方が関係しており、交感神経が活性化すると、瞳孔が開きます。目がぱっちりしてくるのです。恋をする女性の瞳がつぶらで美しくなるのもこのメカニズムによっています。

男性でこれがいきすぎるとギラギラした目になってしまいますので、限度も大事です。経絡やツボも一種の反射であると理解すると、ものごとが整理されてきます。

問題はどのような反射が目に関わっているかをきちんと知ることにありますが、後述するように、非常にたくさんのツボが目に関連を持っています。このことは、目がいかに全身と関連しているかということも示しています。

その中で、さしあたって、首が目とかなり直接的に関連することに注目することは有用です。首を刺激すると、目がその場でよく見えるようになるのです。その代表的なツボが風池と呼ばれるものです。皆さんも自分で刺激して試してみましょう。

# 首のツボをマッサージすると目がスッキリ

首のツボをマッサージすることは、目の疲労感や首のこりをほぐすのに効果的です。先日も、ある女性が、目が見えづらいのです、ということを述べて治療を希望されましたが、そのときにわかったことは、彼女の場合には、肩こりよりも、首こりの方がひどいということでした。後頭部の頭蓋骨の下の部分を押すと、非常に固くなっているのです。ふつうの場合は、特定の数か所が痛いだけなのですが、その人の場合は、全体が痛くなっているのです。これでは、明るいまなざしでものを見ることはできません。そこで、首のこりを十分にほぐすように指導しておきました。

皆さんはどうでしょうか。

自分の肩から首にかけて、じっくりと押して、こっているところを探ってみましょう。からだの状態を改善するには、まず悪いところを知ることが先決です。悪いところがわかれば、そこから改善の糸口が見つかってくるのです。

図11　首のツボ

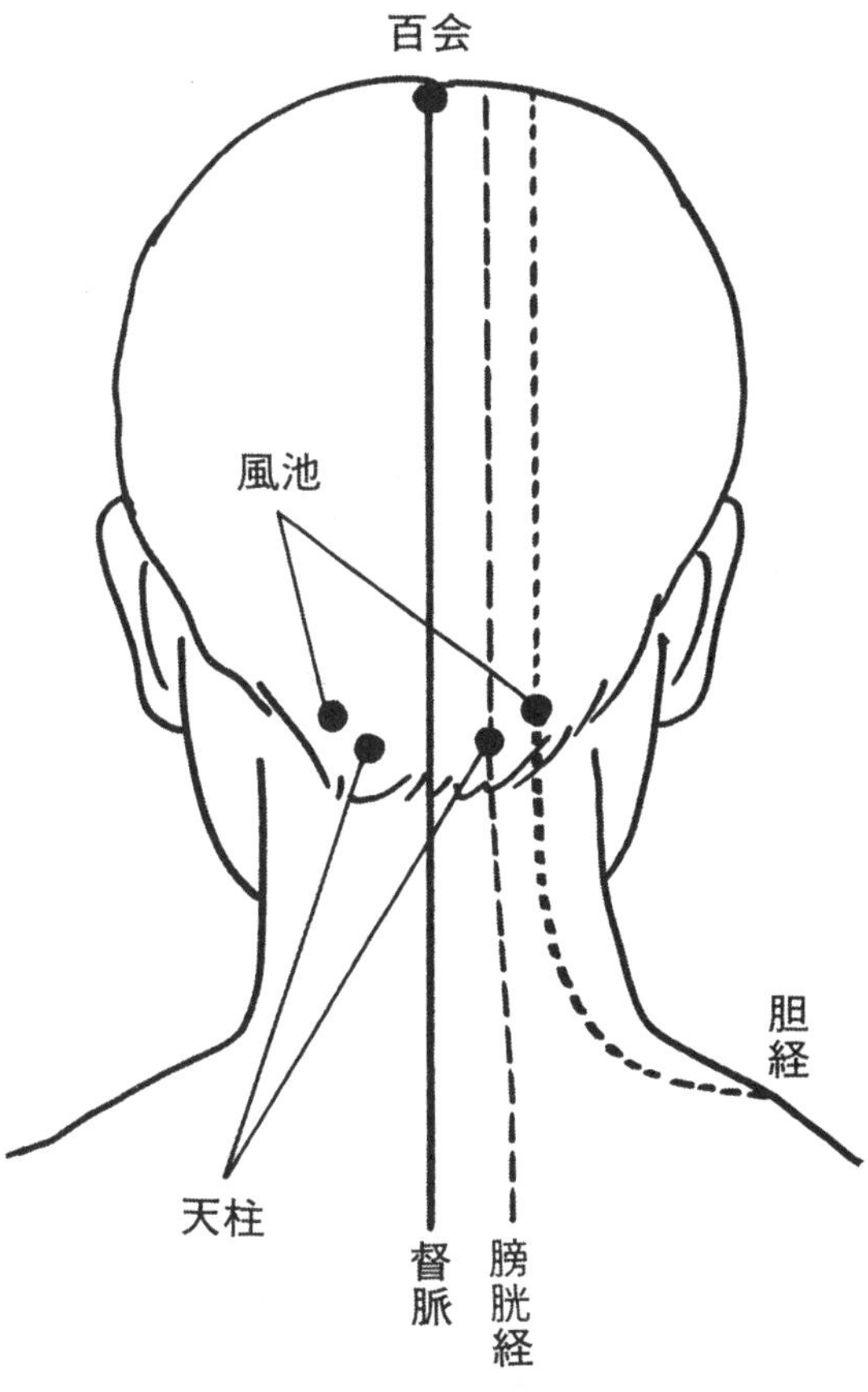

## 首こりをほぐす方法

首のこりをほぐすには、次のように両手の親指を活用する方法があります。『栗田博士のからだの痛みをとる本』（小社刊）にもその方法が説明してあります。これは、両手を組んで、首の後ろにもっていき、立てた親指の先で、首すじを圧迫するものです（左図）。

このとき、指の力だけでは弱いので、両方の曲げた肘で円を描くようにぐるぐると回すように動かしてください。すると、その腕の動きに連動して、親指に力が伝わり、首すじの深い領域の筋肉を刺激することができます。

首すじの位置は、図のようにまず、首の骨の後ろの線に沿って両側の六か所をじっくりと押しましょう。このうち、特に痛いところがある場合には、そこを重点的に押すようにしてください。これができたら、今度は、少し離れた第二の線に沿っても押すようにしてください。その上端に風池というツボがあり、視力に影響を与えます。

図12　首のツボをマッサージする

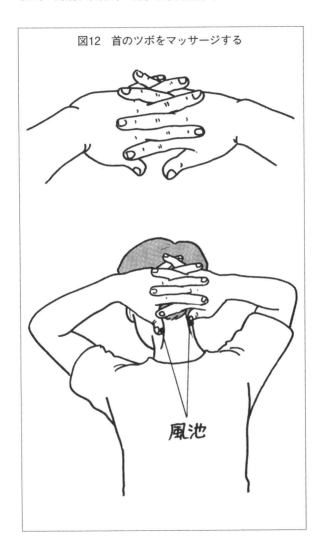

# こめかみや耳の周囲を押す

次は、両手を組んだまま、両方の親指をこめかみの部分に当ててください。

このときに、両方の手のひらはほぼ両目の前にきて視野をさえぎるようにします。

その状態で、じっくりと、こめかみをほぐすようにしましょう。ここにも視力障害に関連するツボがいくつかあります（左図参照）。そのときのコツは、かむ運動も合わせて行うことです。かむ動きによって、こめかみの部分の筋肉が動きますので、その筋肉の動きによって、刺激が効果的に行われるのです。

こめかみの部分の圧迫が終わったら、次には、こめかみの周囲全体を同様にして軽く刺激してみてください。実際に、こっていたり、疲労がある人は自分でその広がりを探し出して、刺激をしてみましょう。さらに、耳の前の方まで広げても構いません。

この方法も、首の後ろを押す方法も、後で苦しくなったり、つらくなったりしない程度に押すことを忘れないようにしてください。

図13　こめかみをほぐす

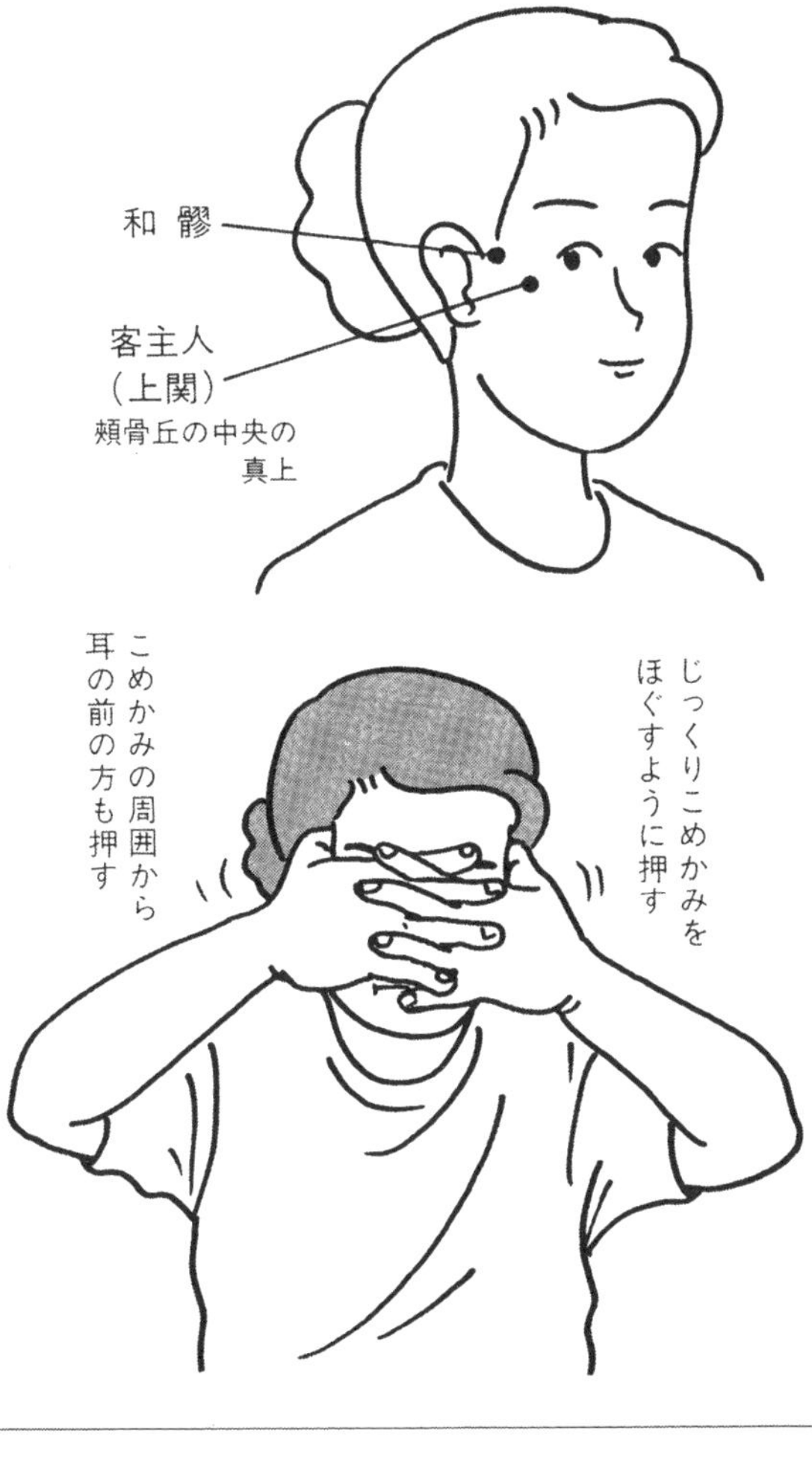
和髎
客主人
(上関)
頬骨丘の中央の
真上
じっくりこめかみを
ほぐすように押す
こめかみの周囲から
耳の前の方も押す

## 目に関連する手足のツボ

目には全身のさまざまな反射が関連していますから、目を刺激するには、目から離れた位置のツボも知っておくと便利です。ここでは、経絡毎に目に影響があるといわれるツボを並べてみました。ツボの正確な位置については、本書の範囲を越えますので専門書をごらんください。興味のない方はこの項を飛ばしてください。

大腸経では、二間《じかん》（人さし指にある）が眼病に有効で、合谷《ごうこく》（親指と人さし指のつくる水かきの基部）は非常に大事なツボです。陽谿《ようけい》（親指の近くの手首の付け根で二本の筋肉の間のくぼみにあり）は目の腫《は》れや痛みに効果があるとされます。さらに、曲池《きょくち》（肘を曲げた線の少し外側）も目に影響のある大事なツボです。

胃経では、四白《しはく》、巨髎《きょりょう》（いずれも目の下方）が眼疾に効果があるといわれ、三里（膝の外側の骨の間で、膝下三寸のところ）も目に影響のある大事なツボです。

心経では、小海《しょうかい》（肘の内側）が目の充血に効能があります。

小腸経では、養老《ようろう》（手首近くの小指側にあり）は、視力減退に有効とされます。聴宮《ちょうきゅう》（耳介の前にある）も視力減退に効果があるといいます。

膀胱経では、睛明《せいめい》（目の内側）が各種の眼病に効果があるとされます。肝兪《かんゆ》（脊椎の9番目の骨の突起の下から一寸五分外側）は目の充血、視力減退に有効です。同様に5番目、11番目の骨の横の心兪《しんゆ》、脾兪《ひゆ》）も目に関連があります。京骨《けいこつ》（足の外縁にあり）目の充血に有効とされます。

三焦経では、関衝（薬指の先にある）が目の充血に有効です。液門《えきもん》（薬指と小指の付け根の上で、手の甲の骨の間のくぼみにある）は頭痛や、目の充血に効果があるとされます。外関《がいかん》（前腕の外側の骨の間で手首から三寸ほど上がったところ）は、頭痛、耳鳴り、目の充血などに有効で、和髎《わりょう》と糸竹空《しちくくう》（目の近く）は眼疾患に有効です。

胆経では、瞳子髎《どうしりょう》（目の外側にある）が視力障害に効果があるとされます。陽白《ようはく》（額にある）は緑内障などに有効とされます。風池《ふうち》（後頭部の乳様突起と僧帽筋の腱の間のくぼみで、髪の生え際にある）は目の充血や痛みに効果があります。光明《こうめい》（足のくるぶしの外側上方）は眼疾患に有効で、地五会《ちごえ》（足の薬指と小指の間の上の骨の間）

も目の充血や痛みに効果があります。俠谿《きょうけい》（足の薬指近く）は眼疾患、竅陰《きょういん》（足の薬指の先）は眼痛に効果があるとされます。

肝経では、曲泉《きょくせん》（膝の内側後方にあり）が視力減退に効果があります。

このように非常にたくさんのツボが目に関係していることがわかります。

東洋医学の考え方では、症例毎に発想をするのが原則ですから、西洋医学のようにどの病気のときはどのツボというような機械的で絶対的な対応がつけられません。したがって、皆さんは、ここにあげたものを無理に覚えることは不要です。その代わりに、このように全身に分布した多数のツボが目に関係していることを知った上で、自分で押して痛いところをきちんと知って、それを改善するよう努力すればよいのです。

活き活きとした目は魅力的です。目は口ほどにものを言うということわざ通りで、私たちの目は限りない魅力を発揮できます。それは目の奥に脳があり、そこが心の座になっているからです。

目に宿る魅力は心の魅力であるともいえるのです。その上でさらに、目の魅力は全身から湧き上がる魅力であることも知っておきましょう。

図14　目に関する手足のツボ

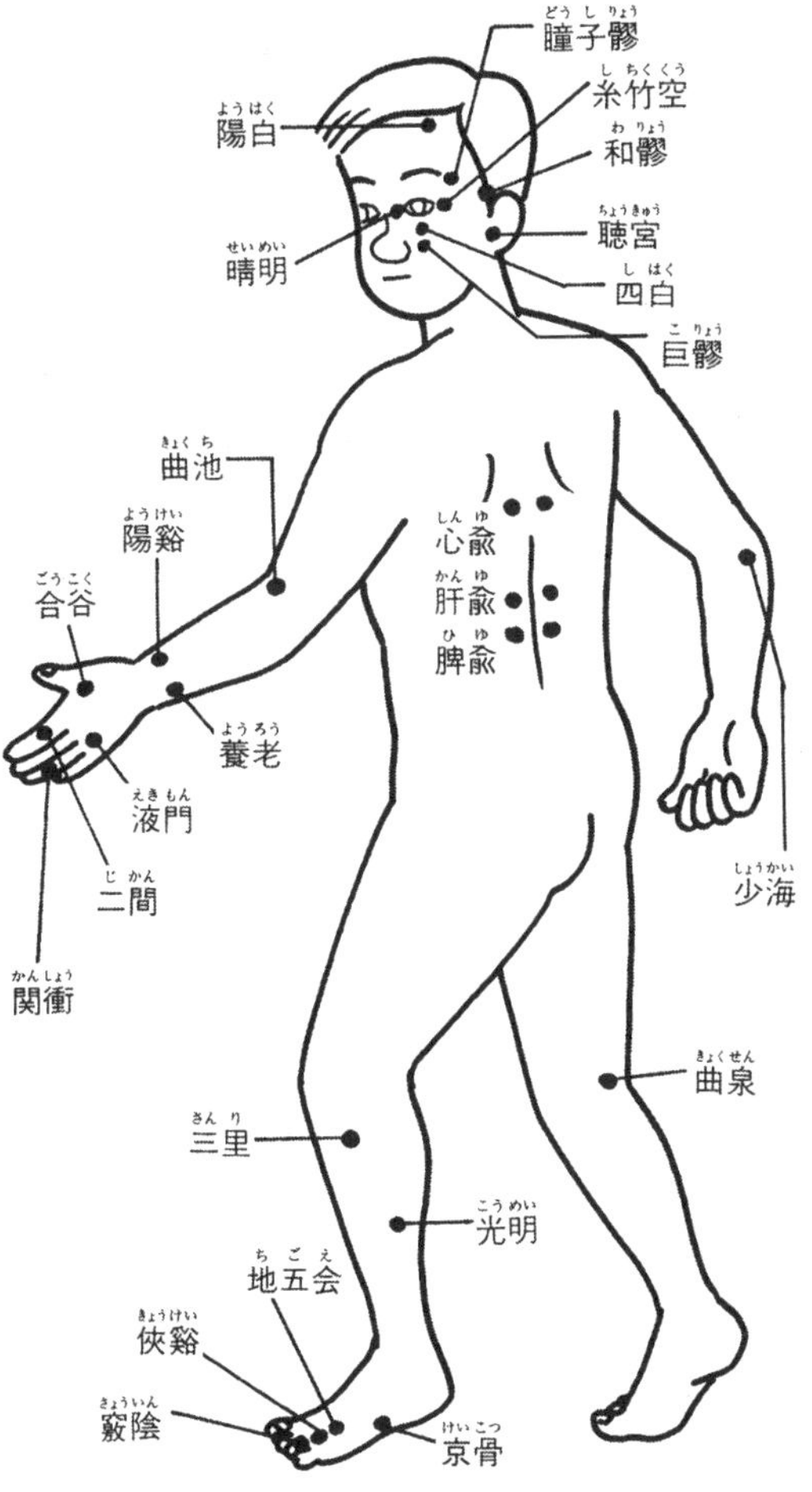

# 目と手の気を交流させて元気づける

図15　手で目をあたためる

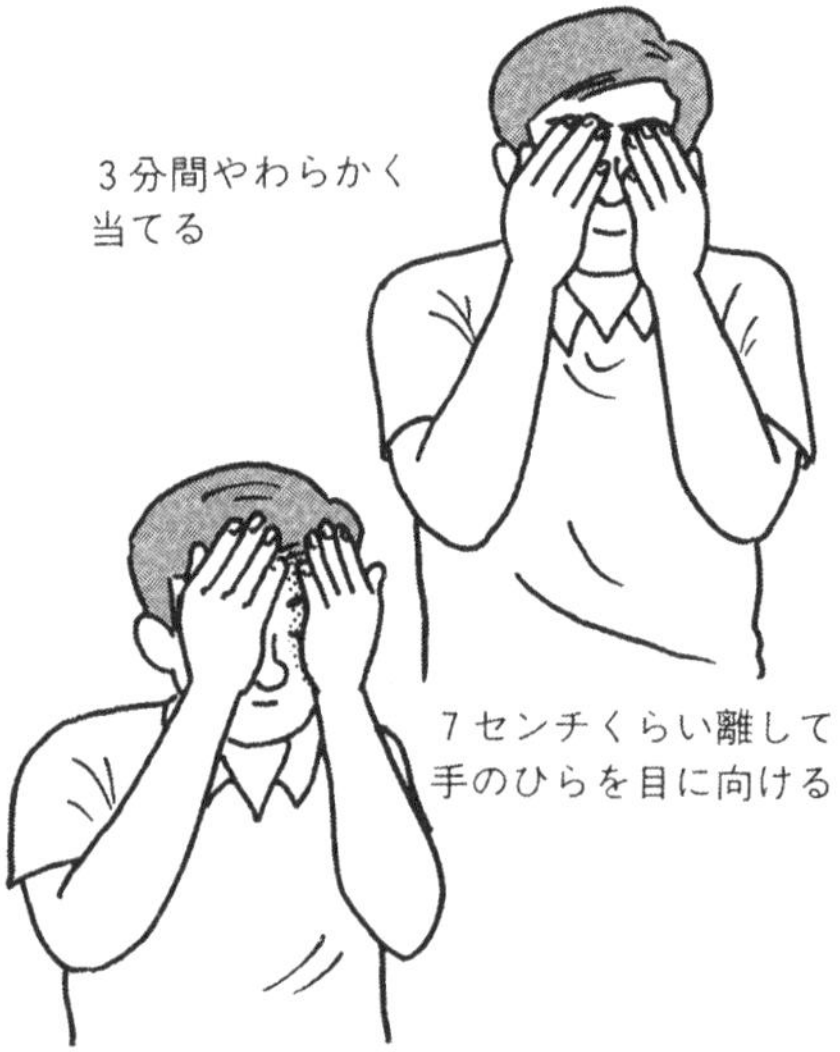
3分間やわらかく
当てる
7センチくらい離して
手のひらを目に向ける

目が疲れると、無意識のうちにいたわるように手を当てることがありますが、これは手の持つ暖かさや柔らかさの刺激が、目に影響を与え、自律神経の働きに影響を及ぼしたりするからです。

そこで、図のように、手で目をあたためてやりましょう。

慣れたら、手を離して、気感の刺激のみを目に当てるようにすると、気功法の技術にもなります。

## 目には運命の力が宿る

東洋の運命学では、目にはその人の生命力が宿り、また運命の力も宿るとみなされています。目に安定した力が感じられない人は、運勢も弱く、大きな仕事が担えないといわれます。このことはきょろきょろとした落ちつきのない目をした人を連想すればわかるでしょう。また、目の涼しげな人は高貴な相であるともいわれます。目の形については先天的な要素でどうにもならないかもしれませんが、目にこめられた心の働きは後天的に変えることができます。皆さんも、心身の状態を変えることで、目の力を変える可能性を追求してください。そのような試みを通じて、目の力がその人を支える重要な要素であることがより深いレベルでわかってくるでしょう。

西洋でも、目からさまざまなことを判断する発想があります。虹彩の模様から全身の病気を判断する方法なども提案されています。

眼力を養いながら、運命の力も好転させるように念ずることにしましょう。

## 「目」を入れることの大事さ

目には非常にたくさんのことわざがあります。

「画竜点睛」とは、物事を完成させるための最後の大事な仕上げを意味しますが、これは中国の絵の名人が竜を描いて最後に睛《ひとみ》を書き加えたところ、たちまち竜が昇天したという故事からきています。

「弱り目にたたり目」ということわざもその一つです。

ダルマの目を入れる儀式も、目を入れることの大事さを示した例です。

「目出たい」などという表現もその一つと言えるでしょう。

「目は口ほどにものをいう」もその一つです。

これらはいずれも、眼の働きの重要さを日常生活でとらえているものともいえます。

皆さんも、目に関することわざをつくるくらいの気持ちで、目に対処してみてください。

# 第五章

# ＳＲＳ健康法の身体刺激で目を鍛える

## 視野狭窄《しやきょうさく》がSRS健康法の肩こり治しで治った

私の外来を訪れた中学二年生の女子の例を紹介しましょう。彼女は最初は腕の痛みを訴えて来診しました。これはピアノの弾きすぎで、右の前腕を痛めたものでした。診察したところ、前腕の特定の筋肉群が痛んでいましたので、手技によってその場で痛みを解消させました。数か月後、再び外来に来たときには、周囲が暗く見えるので、大学病院の眼科を受診したところ、「視野がかなり狭くなっており、心因性狭窄である」と診断された後でした。母親も本人も特別なストレスは思い当たらないとのことでしたので、何とかならないでしょうかとの依頼です。診察すると、首と肩にかなりのストレスの蓄積を認めました。そこでSRS健康法の治療技術を用いてその場で腕の緊張をほぐしたところ、翌週来られたときには視野がすっかり回復したと喜んでおられ、首や肩のこりも消えていました。目の変調は無自覚なままで起きることがあり、関連部分の兆候を改善させると、変調も自然に消滅するという興味深い一例です。

## 疲労感は目に関係が深い

このような例もあります。私が人間ドックで相談を受けていると「疲れやすい、何とかならないでしょうか」と訴える方がかなりいるのです。医学的には特別な理由はなくとも、そのような方の多くは、目にも違和感を感じることが少なくないのです。

四六歳のある学校事務を仕事にするある方は、疲労感が激しいということで健康相談に見えました。この方は、関節が非常に固いのです。指も手首も皆固い。さらに、首もこっておられました。目がかすむことも多いとのことです。その上、下痢ぎみであるとのこと。この下痢はかなり前から続いているとのことで、朝、出勤するときに下痢っぽくなるとのこと。これは過敏性腸炎と呼ばれる状態を想像させます。

このような状態では、日常の仕事もなかなかさわやかにはこなせないのは明らかです。そこで、この方には次に紹介する指回し体操を行うように勧めておきました。

以下、一連の指回し体操で、皆さんも、目をさわやかにしてください。

## 指回し体操で全身をほぐす

指回し体操は、私が提唱するもっとも簡単な体操で、全国的に広がりを見せているものです。過去に五百を越える雑誌やテレビ・ラジオなどで取材を受けましたので、直接私の本を読んでなくとも、どこかで見たり、聞いたりされたこともあるかと思われます。これは私の創案したオリジナルな体操で、その本質は、左右の指の空間認知機能を用いた協調運動にあります。

方法は左図のように両手を合わせて、それぞれの指をふっくらとした形に合わせて、それを触れ合わないように注意して、数十回ずつ回すものです。回る方向が二通りありますが、それぞれをまんべんなく回すようにしてください。詳しくは『指回し体操が頭と体に奇跡を呼ぶ』(廣済堂出版)その他をごらんください。(この本のテープ版はボランティアーの方々の努力によって、いくつかの盲人のための図書館にも設置されているようです。健康を高めるために活用していただければ幸いです)。

図16　指回しの基本体操

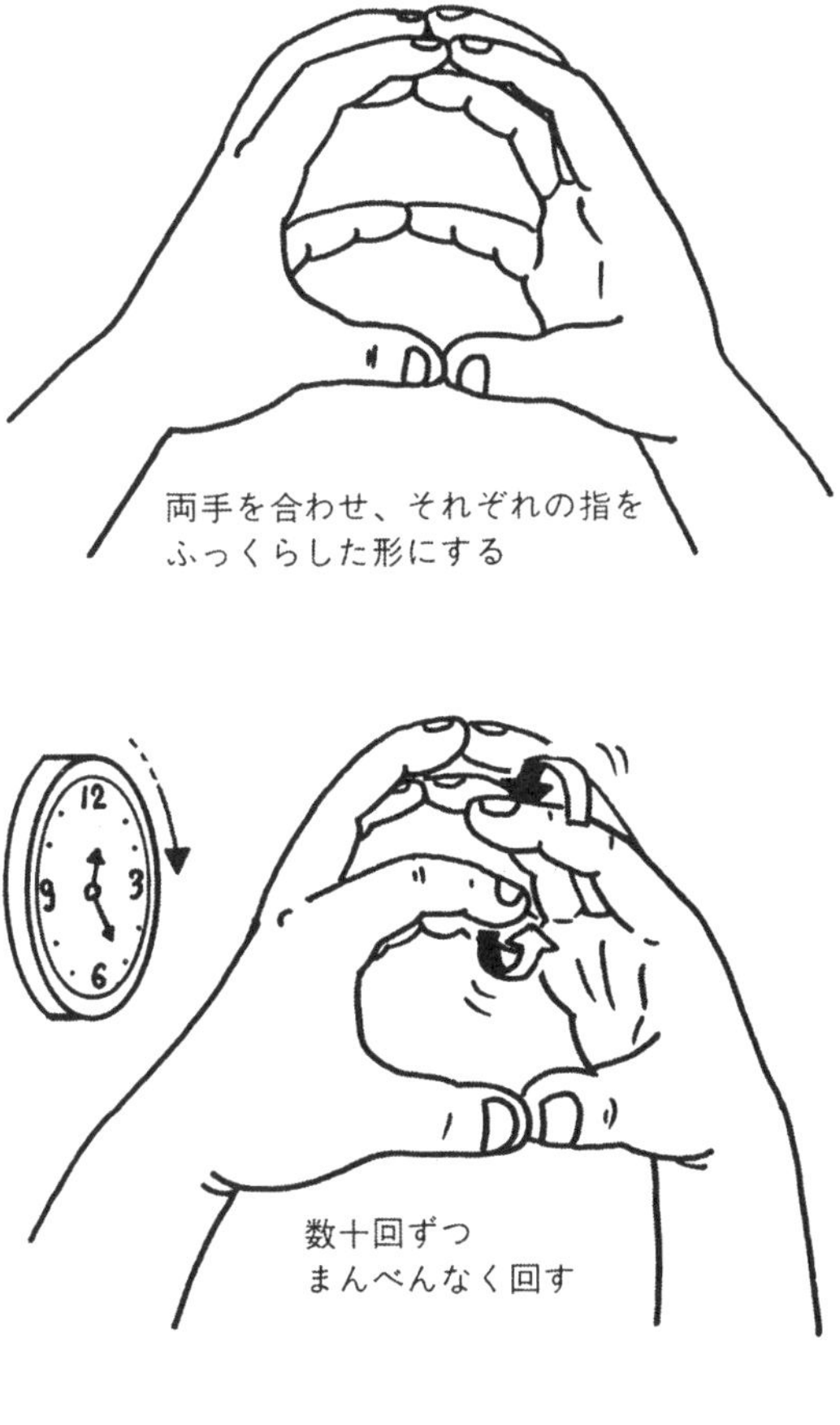
両手を合わせ、それぞれの指を
ふっくらした形にする
数十回ずつ
まんべんなく回す

## 天人地のまわひねりき体操で、目を遠隔刺激する

ここでは、肩の動きをなめらかにする運動を紹介しましょう。これを行うことは反射を通じて、目の働きを高めることに通じます。

(1) 両手を横に広げて、肩の斜め上方に肘を伸ばし、手のひらを上に向けます。

(2) 手先を円を描くように回します。このとき、手のひらは常に円の外側を向くように回します。これを「天の巡り」と呼びます。

(3) 最後は、手のひらが後ろを向いているはずですが、その位置で、前上方を向くように手首を回し戻します。

(4) 次に、肩の少し下で、手先を(2)と同様に回しながら、二番目の円を描きます。これを「人の巡り」と呼びます。

(5) (3)と同様に、(4)の最後の位置で手首を回し、手のひらを上に返します。

(6) 次に、腰の横で、手先を(2)と同様に回しながら、三番目の円を描きます。これ

図17　天人地のまわひねりきの図

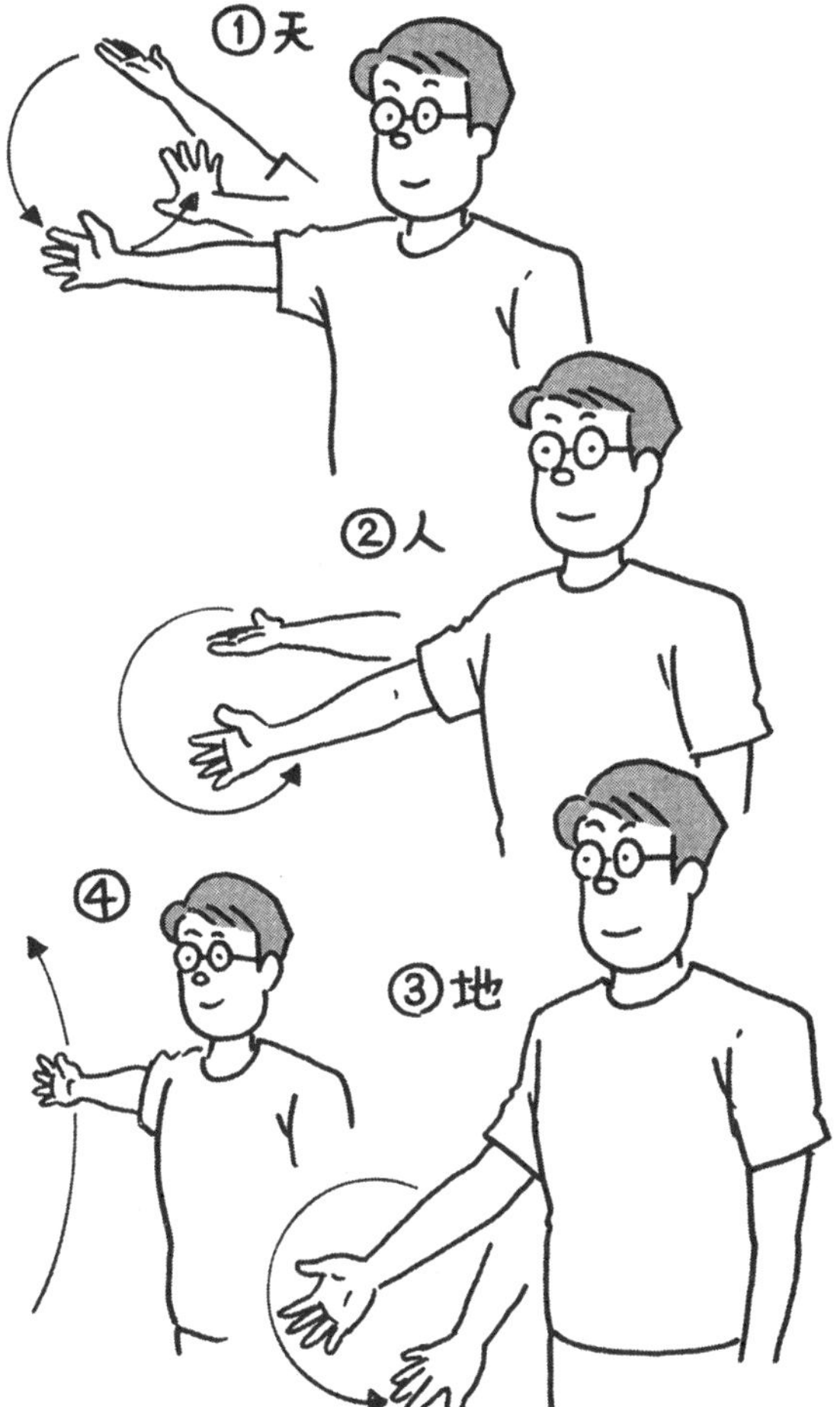

を「地の巡り」と呼びます。

(7) (3)と同様に(6)の最後の位置で手首を回し、手のひらを前上方に返します。

(8) その位置から、手のひらを前に向けたままで、腕を伸ばして、大きく後ろの限界に沿って円弧を描き、最初の位置にもっていきます。これを「大きな巡り」と呼びます。

(9) 以上を繰り返してください。繰り返す回数は、十回を基本とします（心地がよければ、もっとやっても構いませんが、翌日に疲れが残らない程度にしてください）。

以上を両手で、同時に回転させながら、心地よく行ってください。この運動では、肩と首の回りの運動をきちんと導入することが大事です。というのは、首の回りには、自律神経の反射を引き起こす仕組みが入っており、それが目に効果を及ぼすからです（反射の詳細については、『SRS記憶法』、栗田昌裕著、ダイアモンド社刊を参照）。

## 肩こりほぐしで目がよく見えるようになった

私の外来では、特殊な肩こりほぐしの治療をしていますが、その際に、治療している最中に視力が改善したと述べる方がいます。これは西洋医学的にいうと、脊椎の周囲の刺激で起きる自律神経の反射を活用していることになります。東洋医学的にあえて説明すれば、先に述べた経絡の働きを活用していることにもなります。

ある方の例では、肩こりをほぐし始めたら、先ほどまで見えなかった壁の文字が読めるようになった、ということでした。また、肩こり治療を終わったら、周囲が明るく見えるようになった、という体験もよく聞かれます。このような体験は、健康な人からは想像もつかないようなことにも感じられるかもしれませんが、実際に、目がしょぼしょぼして苦しんでいる人は体調の変動がいかに影響するかを平素から味わっているので、理解してもらいやすいと思われます。同様な「目が見開く」体験は、先ほどの天人地のまわひねりきをきちんとやっているときにも起きることがあります。

## 肩こりほぐしの方法

次は、SRSの肩のこりをほぐす方法です。これには、自分で行う方法と、他人に行う方法がありますが、ここでは前者を紹介しましょう。

まず、左手で右肩のこりを確認してみましょう。左手の中指で（および、その周囲の指でまとめて）右肩の中央のくぼみあたりを押して、痛みを感ずる場所があればそれがこった場所です。ひどい人はこぶのようにこった筋肉のかたまりを触れます。

次に、左手の中指でその部分を押したまま右腕を回します。そのときには、腕を伸ばして手首を内側にひねった形にして、手の甲を自分の方にした状態で、指先が床に平行な面を描くように回転します（回転の向きは上から見て時計の反対方向に回る）。

このリズムに合わせて、左手で押す力の強弱を変えたり、また、押す場所も、適宜移動させて、こった範囲をまんべんなく刺激するようにしてください。一、二分これを行えば、すっきりするでしょう。左右を替えた方法も試してみてください。

図18　肩こりほぐしの方法

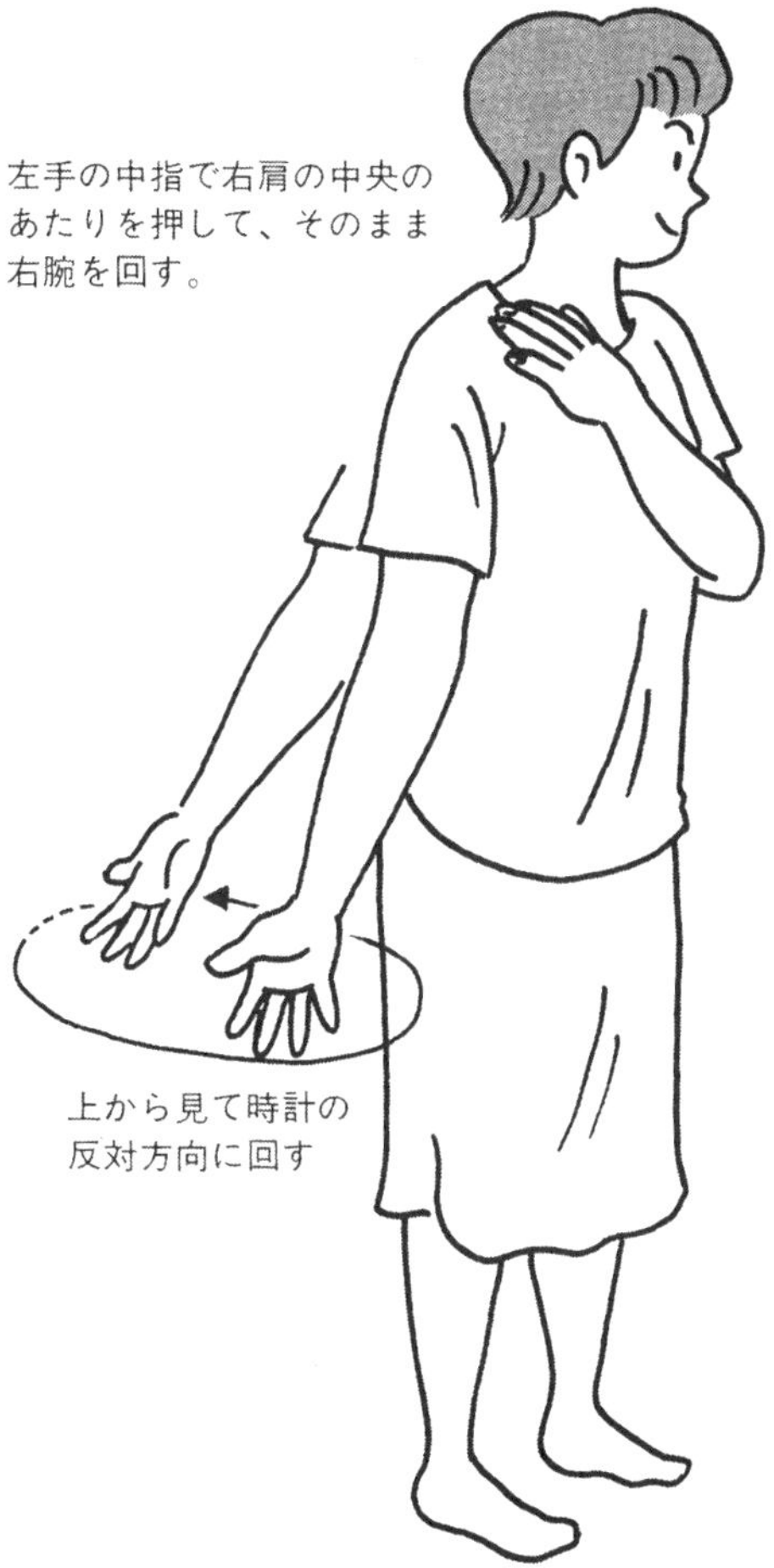
左手の中指で右肩の中央の
あたりを押して、そのまま
右腕を回す。
上から見て時計の
反対方向に回す

## 心身を総合的に高めることが大事

私が提唱するSRS能力開発法では、心と体を別々に扱わないで、総合的に高めるようにします。そのために、心の働きを六つに分類して、それぞれを独自の仕方で刺激するようにします。六つの心の働きとは、第一は随意システム（筋肉運動など）につながる心、第二は不随意システム（内臓など）につながる心、第三は感情や情緒につながる心、第四はイメージの働き、第五は言語の働き、第六は潜在意識・深層意識の働きです。これらを高めるのに、第一に独自の筋肉運動法、第二に独自の呼吸法、第三に精神高揚法、第四にイメージ訓練法、第五に言語活用法、第六に瞑想法（および夢活用法）を整備して、それぞれの働きを活性化していくのです。

そのような発想を用いて自分を高めるようにすると、視覚の働きも総合的に高まってきます。その結果が、本書の第一章の冒頭に紹介したような結果を生むのです。

皆さんも、自分を総合的に高めて、人生を豊かな実りあるものにしてください。

# 第六章——目の生理学を知る

# 目の仕組み

ここでは、目に関する生理学を知っておきましょう。

私たちの眼球がどのようにできているかを知っておくことは有益です。そのような知識があることで、具体的に目の問題を考えることができるからです。

視覚系は三九七ミリミクロンから七二三ミリミクロンまでの波長の電磁波を感受する感覚系です。受容する細胞には、錐状体と杆《かん》状体の二種類があり、それぞれは網膜に分布しています。外界の物体の像は、網膜の黄斑の中央の凹部である中心窩に結ぶように、レンズの曲率の変化と、瞳孔の散大縮小によって調節されています。

物体と中心窩を結ぶ線（ＶＡ）を視軸、瞳孔中心を通る角膜の法線を光学軸と呼びます。

受容細胞のある網膜は、大脳皮質に相当するほど複雑な構造をしています。その基本の構成は多層構造です。

図19　目の構造

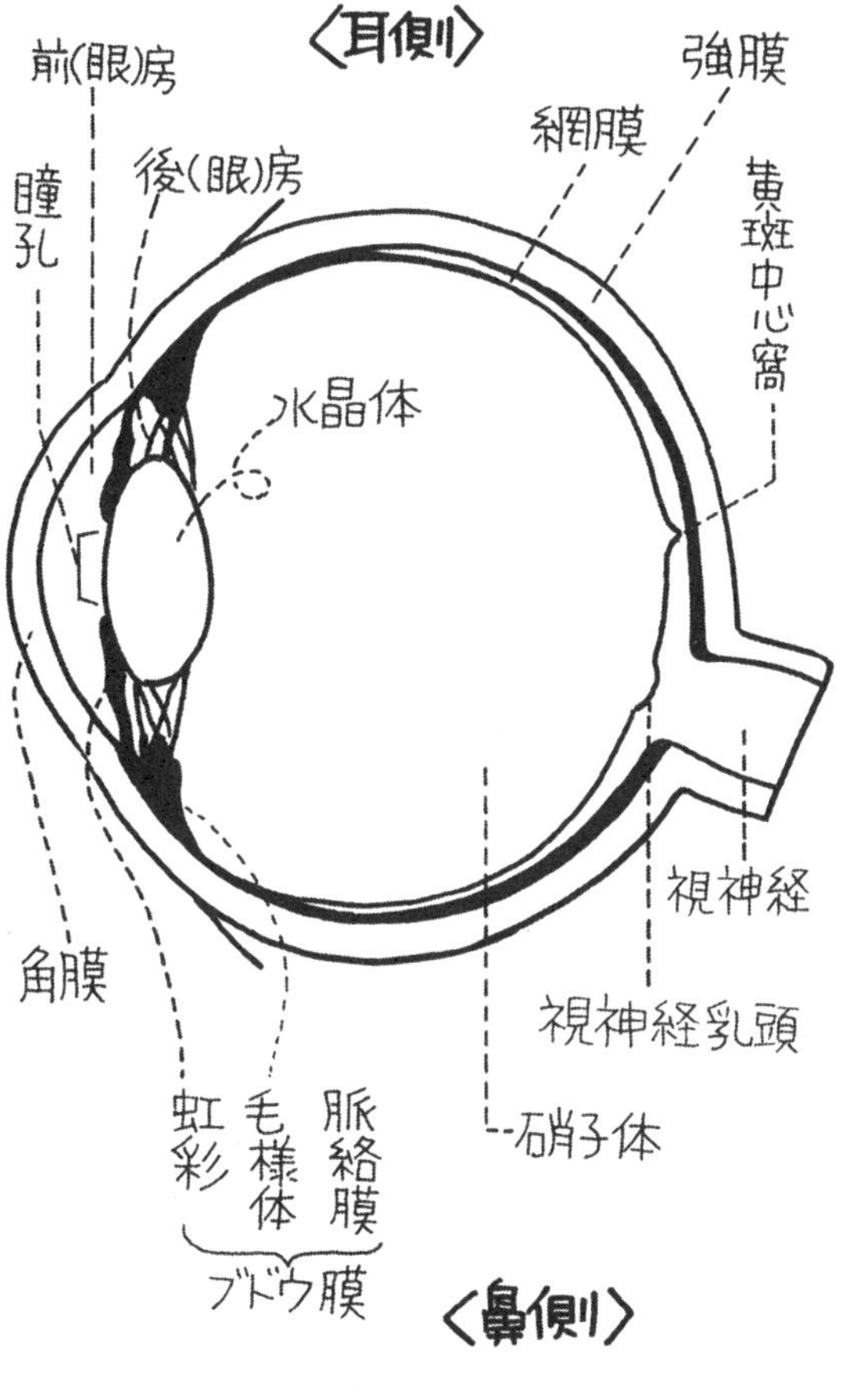

## 眼球運動の筋肉

外眼筋は、内直筋、外直筋、上直筋、下直筋、上斜筋、下斜筋の六つからなっています。このうち、動眼神経は内直筋、上直筋、下直筋、下斜筋を支配しています。滑車神経は上斜筋を支配し、外転神経は外直筋を支配しています。この働きを知るのは、次のようにします。

左をじっと見てください。そのまま、視線を上方に向けるときに、右目では右の下斜筋を使い、左目では左の上直筋を使います。これらはいずれも動眼神経の働きです。左をじっと見たときに、視線を下に向けたときはどうでしょう。右目では右上斜筋を使っており、これは滑車神経の働きです。左目では左下直筋を使っており、これは動眼神経の働きです。

以上の説明は複雑に見えますが、横を見たまま、視線を下にしたときに、見ている方向と反対の目では滑車神経が働いていると覚えると覚えやすいでしょう。

図20　眼球運動の筋肉

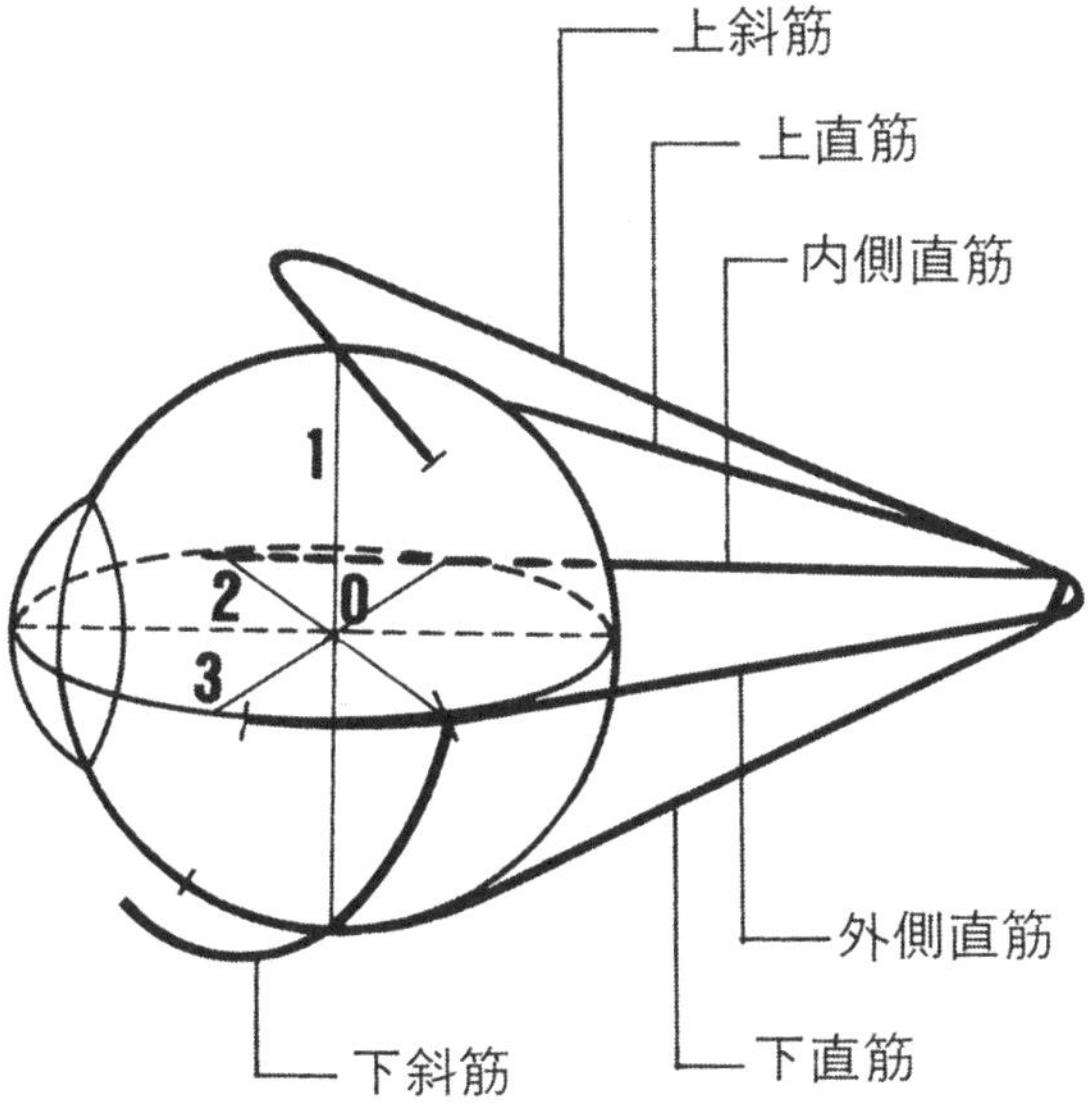


左眼の眼筋

0：回転中心　　1：内外直筋の軸
2：上下直筋の軸　　3：上下斜筋の軸

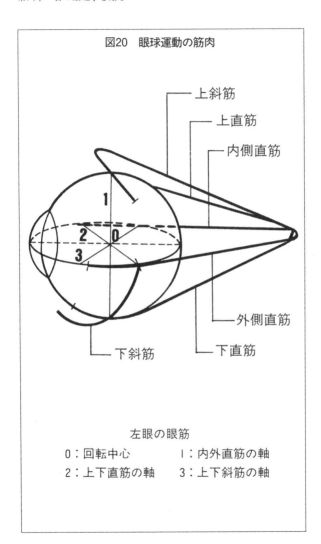

## 網膜以後の情報の流れ

網膜の中心窩には、杆状体がありませんが、逆に錐状体は周辺部で少なくなっています。錐状体は四〇〇万から七〇〇万、杆状体は一億あるといわれます。それにつながる視神経繊維は一〇〇万本あるといわれます。

これからわかるように、視神経は錐状体や杆状体と一対一の連結はしていません。水平細胞で、錐状体や杆状体は促進的、抑制的に影響し合っており、中枢からの遠心性経路もあって、中枢から統御されています。

網膜から出た視神経は、視交叉をした後、外側膝状体にはいります。ここで、ニューロンを替えて、視放線を作り、後頭葉の視覚野である有線野（一七野）に終わります。視神経繊維は各部位で規則正しく配列し、視野と視覚野は一対一に対応しています。網膜の中心窩から出る繊維は視覚野の広い領域に終わります。両眼視の場合には、両眼からの刺激が視覚野のなかの一点に達するように眼球運動で調節されます。

# 神経の中枢を知ろう

図21　目の解剖

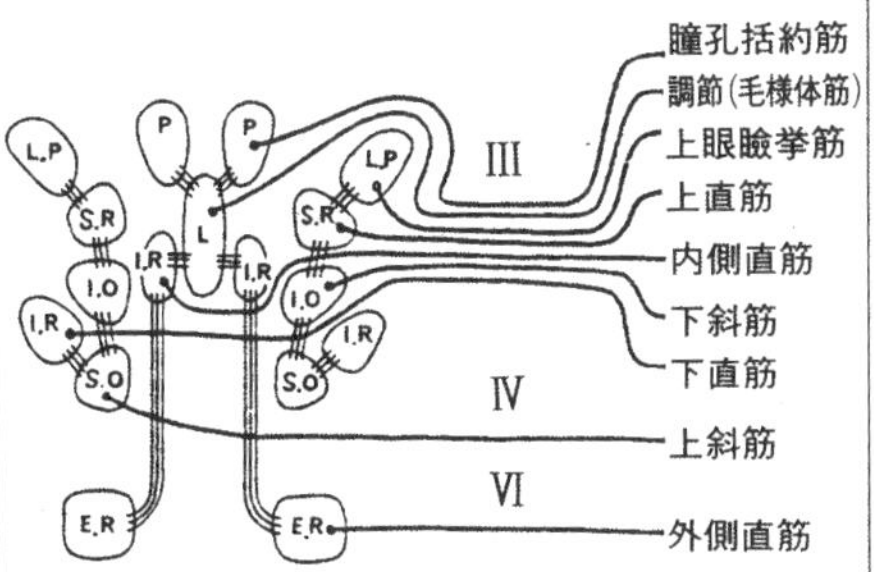


IIIは動眼神経
IVは滑車神経
VIは外転神経
それぞれの働きの司令センターが
脳幹（左側）になる。

脳から出ている神経は左右で十二対あり、二番目の視神経と、三番目の動眼神経、四番目の滑車神経、六番目の外転神経が、眼球の調節に関わっています。このうち動眼神経は、眼球運動だけでなく、瞳孔の縮小や調節にも関わっています。

これらの中枢は延髄や中脳にあり、呼吸とも連動して、生命力を高めることに役立ちます。

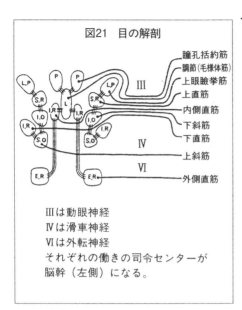

## 左右の視野をバランスよく鍛える

私たちは眼球の働きだけでものを見ているのではなく、脳の情報処理で判断が行われますから、目から入った情報がどのような仕組みで、脳神経系に入っているかを知ることが眼力を理解する上で有益です。実際には私たちの左右の視野は、左右の大脳に流れこむ仕組みになっています。これは右の目も左の目もそうなっているのです。両方の視野の情報が組合わさって、左右の視野が合成されています。

もともと大脳には左と右の解剖学的な差があり、ある程度の働きの差も伴っていることがわかっています。したがって眼力を鍛えることとは左右の視野を鍛えることであり、大脳の左右を鍛えることにもつながっているのです。その意味で、視野の両方をバランスよく鍛えることとは意義深いといえます。後出の速読の訓練でもその点が重要になります。なお左の脳は言語脳、右の脳はイメージ脳とも呼ばれ、異質な働きをしているともいわれてきましたが、最近は従来いわれたほどの差がないともいわれます。

図22　視野の左右と大脳との関連

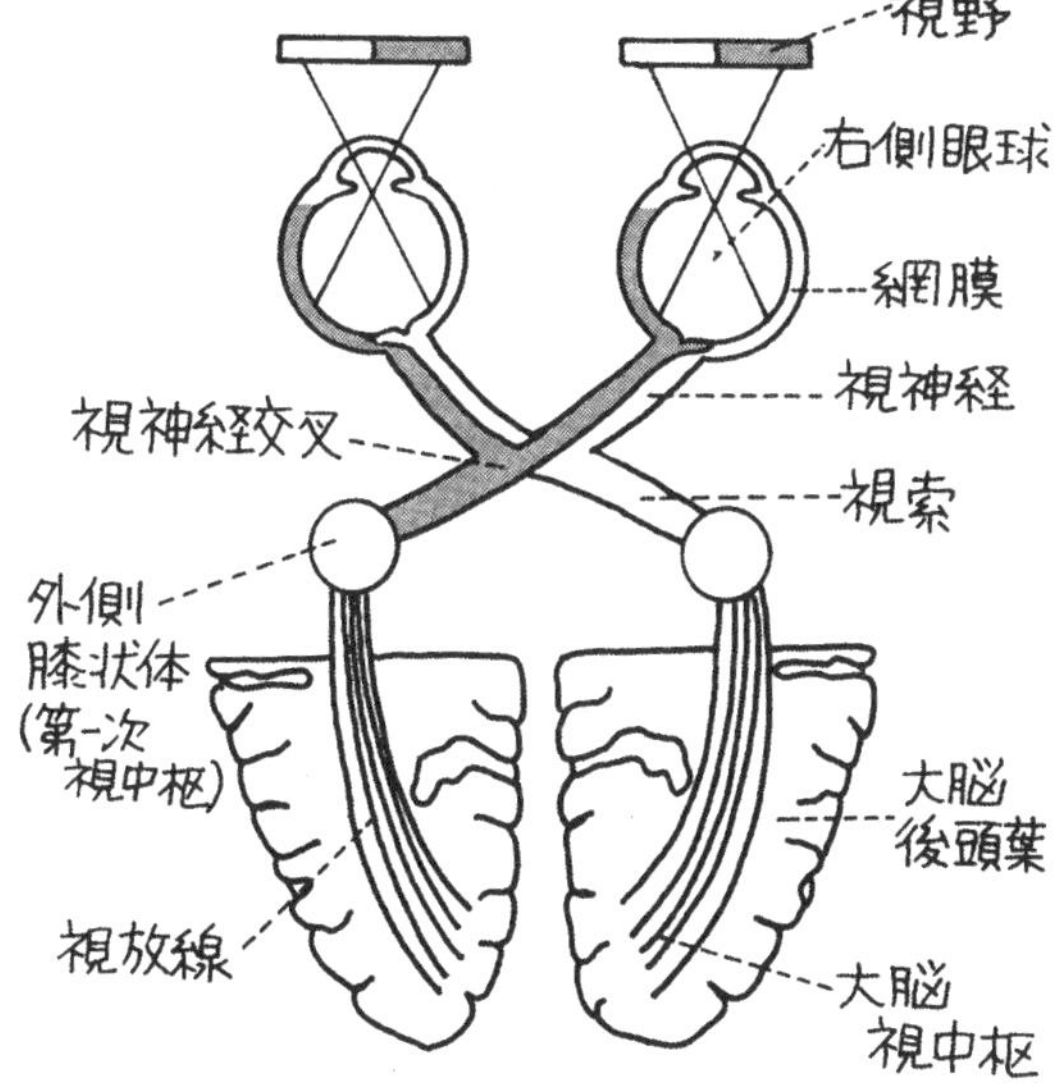


図26　視野の広がりについての図

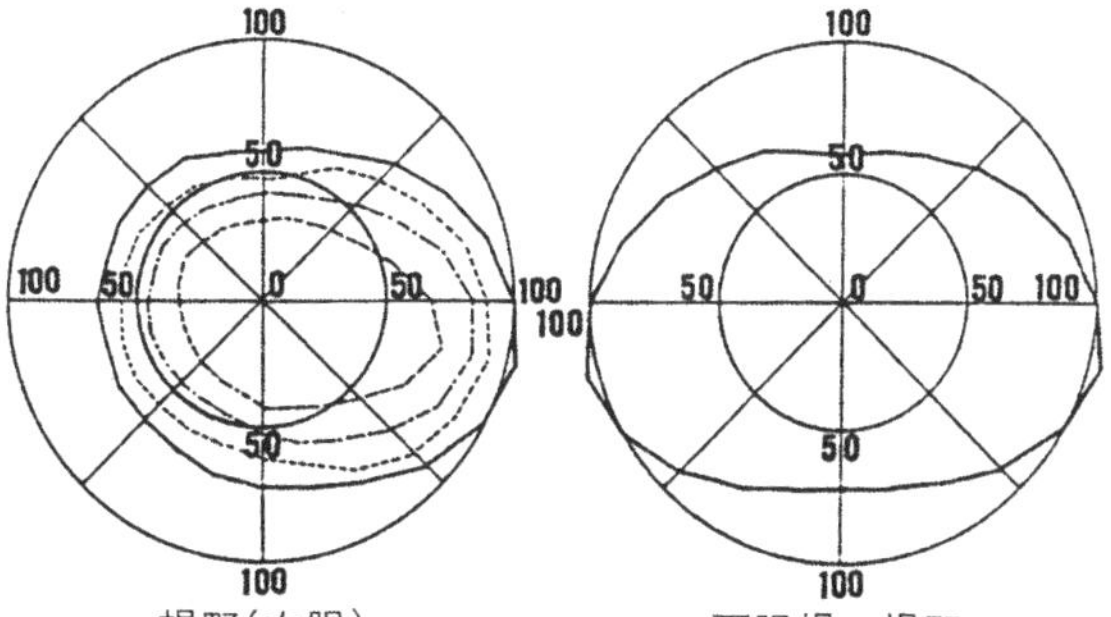


視野(右眼)　　両眼視の視野

# 視野の偏りを知ろう

神経の状態を調べる際には、次のような検査が行われることがあります。二〇センチの線分を目測で二等分させると、左半側の視空間の失認がある場合には、二等分点は右に偏ります（病気がある脳の方に偏るのです）。それに対して、右半側の視空間の失認があると、分けた点は左に偏ります。

皆さんは、鉛筆やボールペンを使って、左図のちょうど半分と思われるところに横に線を引いて一刀両断の形にしてください。

それができたら、今度は、縦に線を引いて一刀両断の形にしてください。

以上で四角は四等分されたはずです。念のため、下の図を用いて同様の練習をしてみましょう。そのあとで、本を横にしたり、逆さまにしたりして、自分の引いた線が、ずれていないかどうかを調べてください。書いたときは、真ん中に引いたつもりで、角度を変えるとずれて見えるときには、視野にずれがあることを自覚してください。

図23　視野のずれをチェックする

## 眼球に関連するさまざまな反射

目は非常に重要な働きをする器官ですから、さまざまな反射が備わっています。そのうちのいくつかを解説してみましょう。

対光反射とは、懐中電灯で光を急速に目に当てると、瞳孔が収縮する現象をいいます。このような働きを通じて、外界の光の量に対応して、網膜に当たる光を調節しているのです。

毛様体脊髄反射とは、痛みの刺激に対して、瞳孔が散大する現象をいいます。この反射は、意識に障害がある患者さんで、どの程度痛みを感じているかを確認するのに使えます。これは頸部や胸や上肢をピンや針で刺したり、つねったりすると、両方の瞳孔に散瞳が起きる現象を利用します。これは暗いところの方が起きやすいので、目を隠すようにして行うと出やすくなります。

近見反射（輻輳調節反射）とは、近くを見ると、瞳孔が収縮する現象です。

## 他の自律神経反射

ここでは、目にまつわる反射の中で自律神経に関係するものをあげてみましょう。

アシュナー（Ashner）眼球圧迫試験と呼ばれるものは、目を閉じて、一方の眼球をまぶたの上から指で、中等度に、一〇〜一五秒ずつ、三〜四回繰り返して圧迫するものです。これによって、三叉神経の末梢が刺激され、反射的に迷走神経が興奮して、脈拍が減少したり、吐き気や嘔吐を伴うことがあります。これを応用して、不整脈を止めることも以前は行われました。

目には痛みの反射の中枢がかかわっています。眼球をこよりのようなもので刺激すると、痛みの反射で眼を閉じます。これは副交感神経の働きが抑制されて、瞳孔が開くことにその理由があり、痛みや情動で副交感神経の働きが変化するからです。

涙の分泌は、精神的なものは交感神経の働きで起き、反射的なものは副交感神経で起きるといわれています。

# 目の成り立ちを知ろう

人間の目は約二ミリメートルの微小な胎児のときにその元ができ始めます。前脳と呼ばれる部分がまず小さなくぼみを作り始めます。それが発育して、膨らんで眼胞と呼ばれる構造となり、その壁が凹んで眼杯となり内側が網膜になります。その皮膚の一部が袋状に抱き込まれて水晶体ができます。こうして眼球は二〜三か月で構造的には完成します。そのような成り立ちを知ると造形の神秘に対する驚きが生まれます。

図24　目のできはじめ

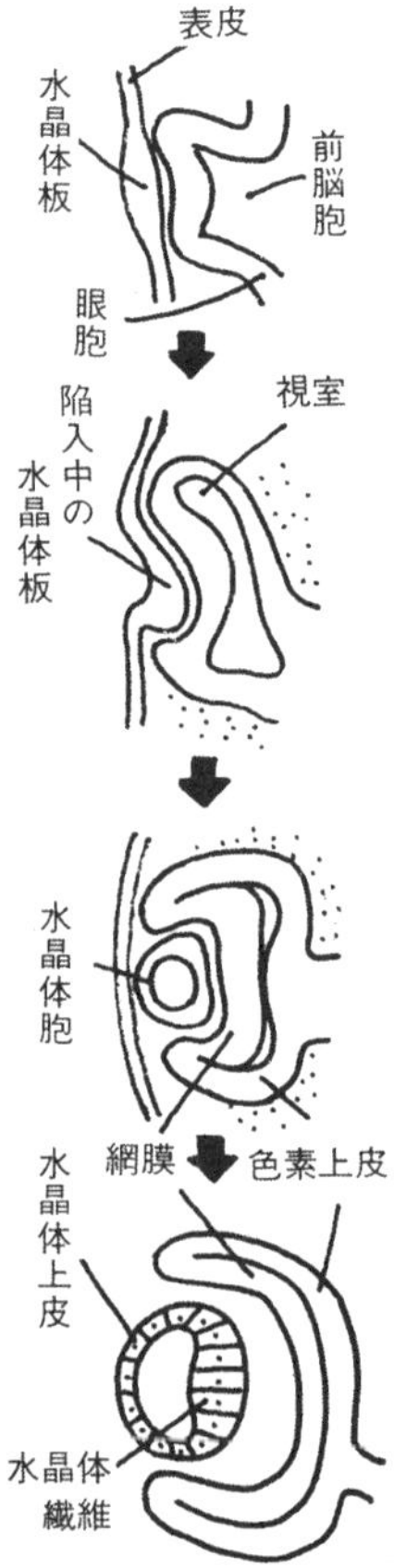

## 目のゆがみは体のゆがみにつながる

視覚の働きは身体のさまざまな領域に関連しており、身体の運動とも非常に深く関係しています。私たちは目で確認しながら運動を決めていますから、目がゆがむと、運動もひずんできます。これは逆もいえます。きちんと見ていない人は、きちんと動いていないともいえるでしょう。試みに、目を閉じて立ったり、目を閉じて歩いてみてください。目で補正しないと正しく歩くことがいかに難しいことがわかるでしょう。

図25　片足立ち

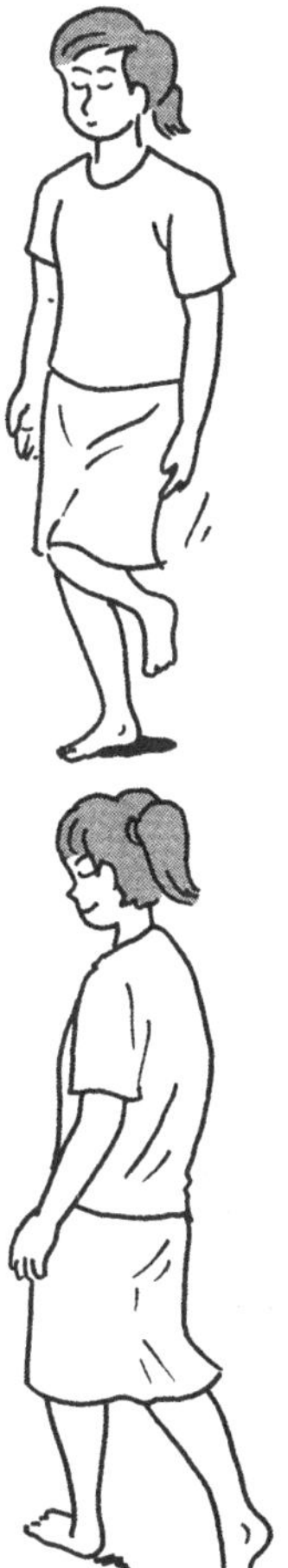

# 気になる目の病気一覧

ここでは、目の病気をあげてそれぞれを解説しておきましょう。
目は大事な器官ですから、異常があったら、早めに専門医に診察を仰ぐのが大事です。眼力を鍛えるのはそれからでも遅くはありません。
**[仮性近視]** 若い人が、近くを見ることを継続すると、水晶体（目のレンズ）の緊張を調節する働きが亢進した状態が起きます。これは毛様体の筋肉が過剰に緊張した状態です。これは次の近視と類似の状態になることですが、近視との区別を知るためには、アトロピンという薬を点眼すると、緊張がほどけますので、偽近視は消滅します。軽度の近視には仮性近視が多いといわれます。
**[近視]** 有限の距離にある一点から出る光が、網膜に像を結ぶ状態を近視と呼びます。これは屈折力が強すぎる状態をいいます。屈折性近視と軸性近視とがあり、前者は、近くを見ることによって起き、角膜や水晶体などの屈折力が強いものです。後者は眼

軸（角膜から網膜までの距離）が長いもので、主に遺伝に関連するといわれます。近視は一般に凸レンズにより矯正をします。近視の人は老眼になることが遅くなります。

【乱視】乱視は角膜（ときに水晶体）の湾曲が正しい球面になっていないために、外界の一点からくる光が眼球内で一点に集まらない状態です。正乱視と不正乱視とがあり、角膜が上下、または左右、または斜めの方向から圧迫された形になってそれぞれの方向で、湾曲の度合いが異なっている状態で、これは円柱レンズで矯正できます。不正乱視は通常はレンズでは矯正がむずかしいものです。

【糖尿病性網膜症】糖尿病は、インスリンというホルモンが不足して起きる病気です。この病気が進行すると、全身の細い血管が異常となり、目に関しては網膜に出血や白斑を生じます。大小点状出血の出現、小白斑の出現、動脈の変化（交叉現象）、星状白斑、綿花様白斑、新生血管の出現、晶子体出血、網膜剥離などを生じて、失明にいたることもあります。適切な糖尿病の治療により全身の管理が大事です。

【高血圧性網膜症】高血圧でも、網膜血管の変化が現れ、出血や白斑を生じます。ひどくなると、乳頭と呼ばれる場所に浮腫も生まれます。血圧の管理が必要です。

**[緑内障]** 緑内障は、眼圧（眼球のもっている圧力で、押したときに感じる圧力）が上昇して、機能障害（やがては器質的障害）を引き起こす状態をいいます。眼圧に影響するのは、房水（眼房という場所を満たしている液体）の流れる状態で、その流れ道が閉ざされているか開いているかで、閉塞隅角緑内障と開放隅角緑内障とに分類され、それぞれ成因の不明なものと、他の疾患に関連して起きるものとがあり、その混合したものもあります。前者では、心身の過労で急性発作が誘発されることがあり、眼痛、頭痛、吐き気、視力障害、虹視症（電灯の周囲が虹色に見える）が起きます。後者は、自覚症状があまりなく、視力障害や視野欠損を生じます。いずれも、失明にいたる可能性があり、症状の監視を必要としますので、専門家に診てもらう必要があります。

**[白内障]** 白内障とは、レンズの役割を果たす水晶体が混濁した状態をいいます。先天性、老人性、外傷性、糖尿病性など（他に併発、後発もある）の分類が行われています。老人性の場合は、自覚症状は視力の障害で青色や黄色が薄くなることもあります。

五〇代以上で発症し、八〇代では一〇〇％の人にみられます。糖尿病の人は白内障になりやすいことが知られています。白内障の治療の主流は手術になっています。

# 第七章

# 眼力訓練のための迷路に挑戦する

## 認知能力、集中力を磨く

皆さんは、子供の頃、ドリルや遊びとして迷路をたどる練習をしたことがあるかもしれません。このような迷路をたどる練習は、目が行なっている情報処理の入力と、処理と、出力の三つの働きを簡単に調べるのに役立ちます。

眼力訓練のために用いる迷路は、ある程度簡単なもので、しかも進歩が測れるようなものがよいでしょう。そこでＳＲＳでは、ブロック迷路なるものを考案してさまざまな講習会で用いています。このブロック迷路は、かたまりごとに抜けることができるため、ものを見る働きや眼球を動かす働きを調べたり、訓練するのに好都合です。

冒頭では、一泊合宿訓練で、ある迷路を抜ける能力が驚異的に進歩したお話をしましたが、一般に迷路を効率よく抜けるには、認知能力の進歩だけではなく、集中力と、手を速く動かす能力も必要になってきます。

では、次の頁の迷路を目で見るだけで抜ける時間を測ってください。

## 例題1

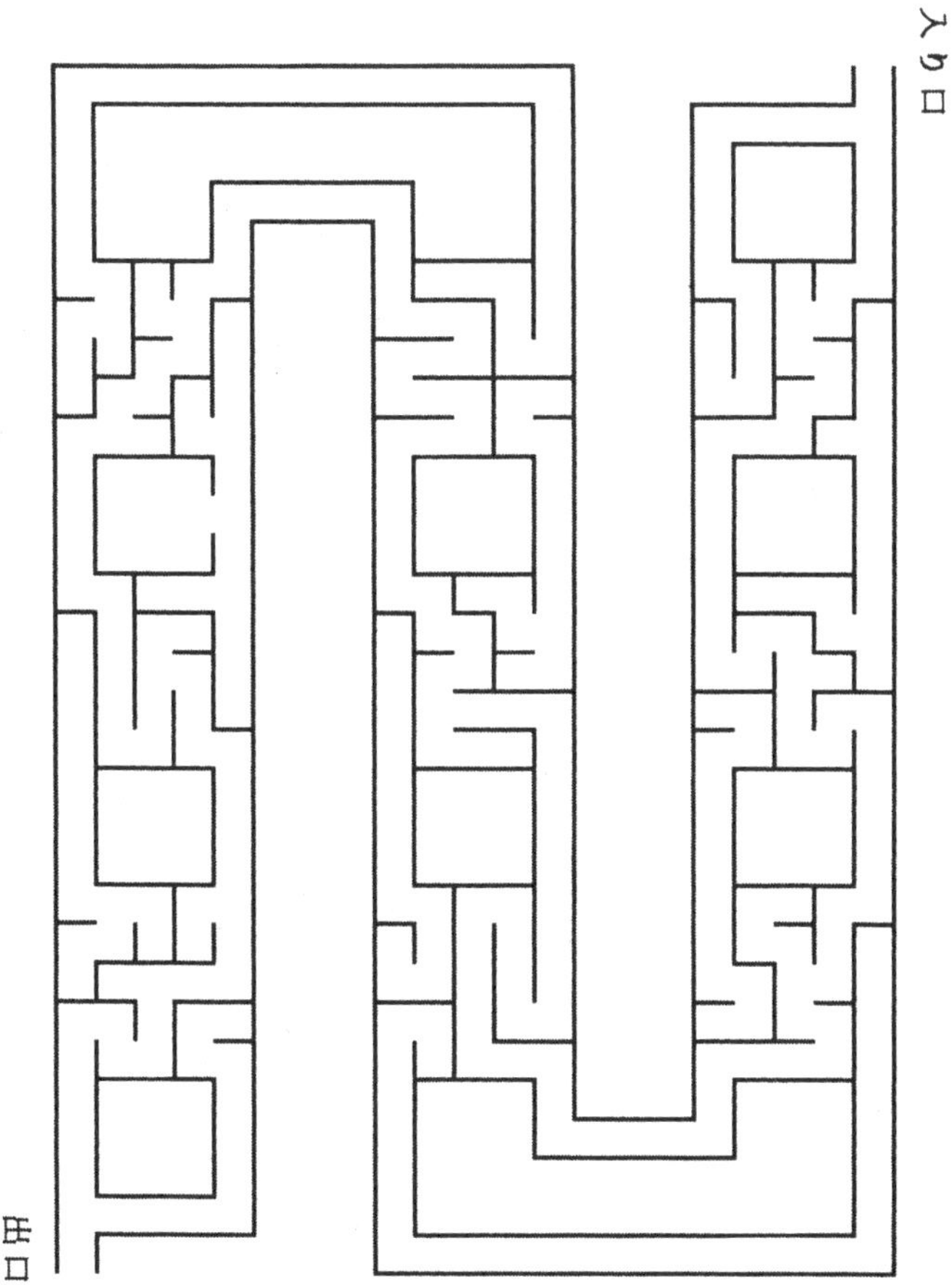

## 習うより慣れる

迷路を集団で行うと、皆の気迫が伝染して、一挙に盛り上がる現象が見られます。その一例については冒頭で述べました。

個人で行うときには、そのような盛り上がり現象は体験できませんが、自分自身の速度の記録をとっておいて、その進歩が見られるようにすると進歩の励みになるでしょう。前頁と次頁の迷路を倍の速度で抜けるようにしましょう。

迷路をたどるときには、大きな視野を維持して、リズミカルに一気に見ることが大事です。では、少し複雑な迷路を見るだけでたどってください。

また、鉛筆で書き込んだりしないで、目と頭だけを使ってやるようにすると、大きな心の場で処理をする能力が磨かれます。鉛筆でたどる訓練と、目で見るだけで答えを出す訓練の両方を行ってください。

迷路の答えはすべて129~130頁にあります。

## 例題2

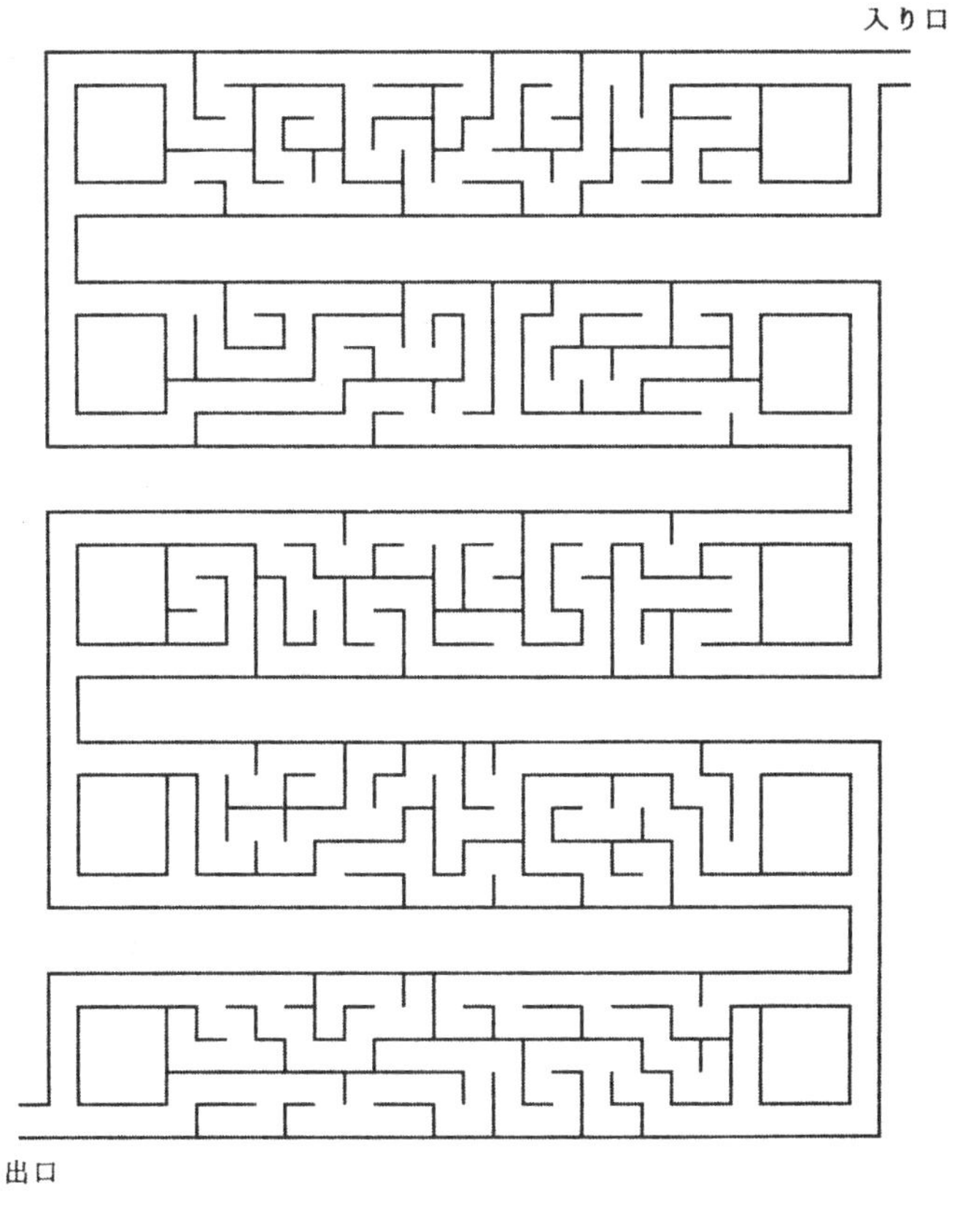

## 例題３　栗田・渡辺式トレーニング迷路１

（１）

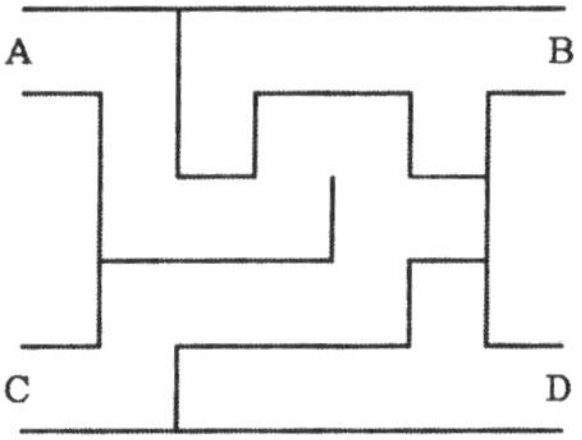


（２）

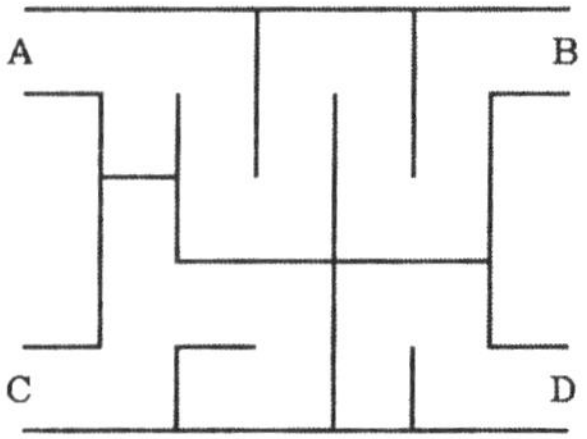


（３）

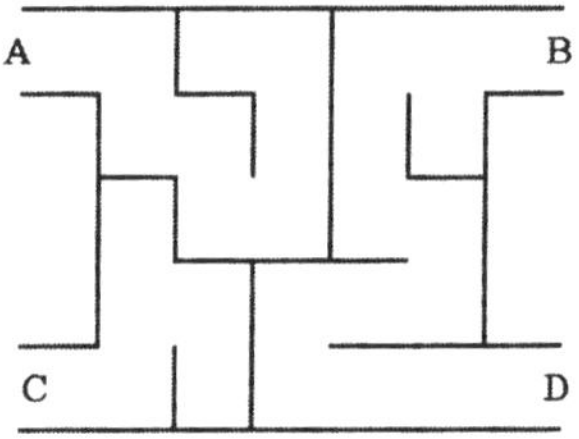


（４）

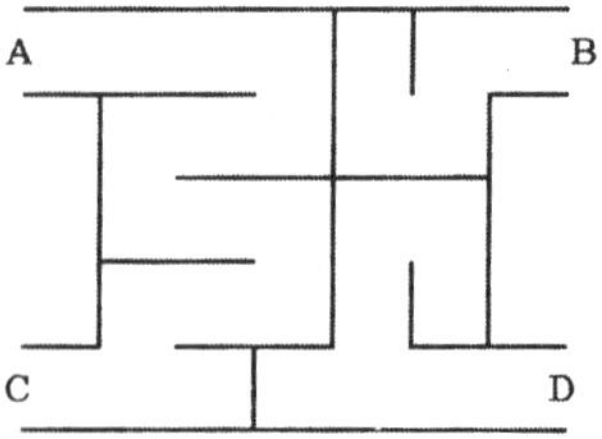


（５）

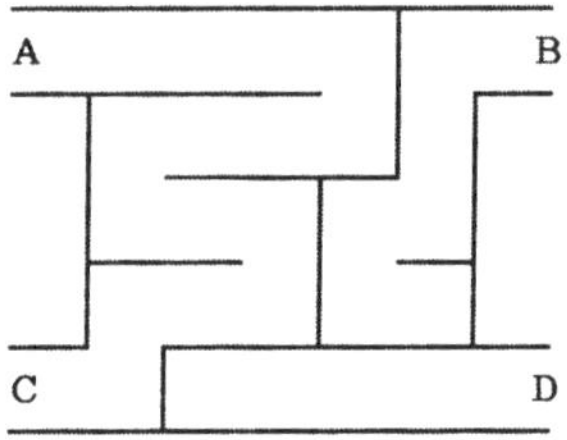


（６）

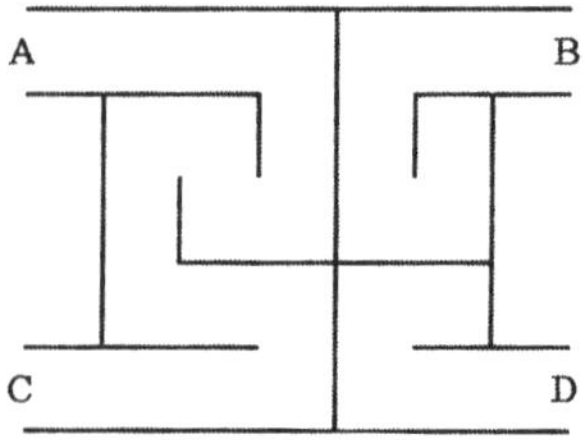


（７）

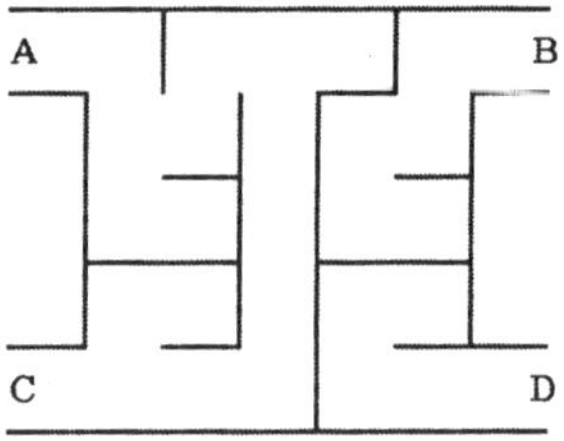


（８）

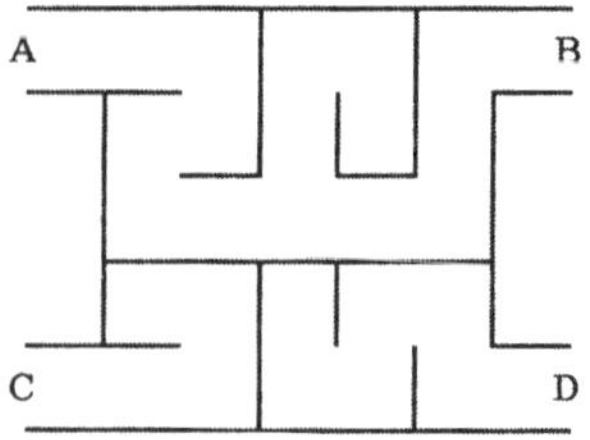

## 例題4　栗田・渡辺式トレーニング迷路2

ここでは、私と渡辺俊明医師が開発した迷路を紹介しましょう。これはもともとパソコンのソフトになっているものですが、任意の大きさの迷路ができて、そこには四つの出入り口があり、他は行き止まりになっていますので、どことどこがつながっているかを、目で見るだけで瞬時に探してもらうものです。やってみてください。

(1)

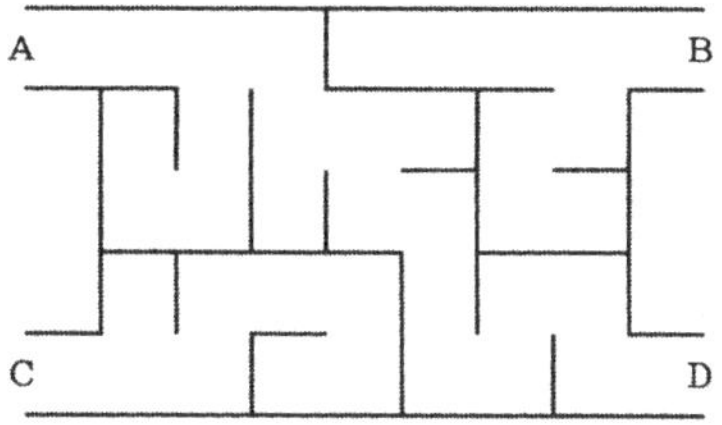


(2)

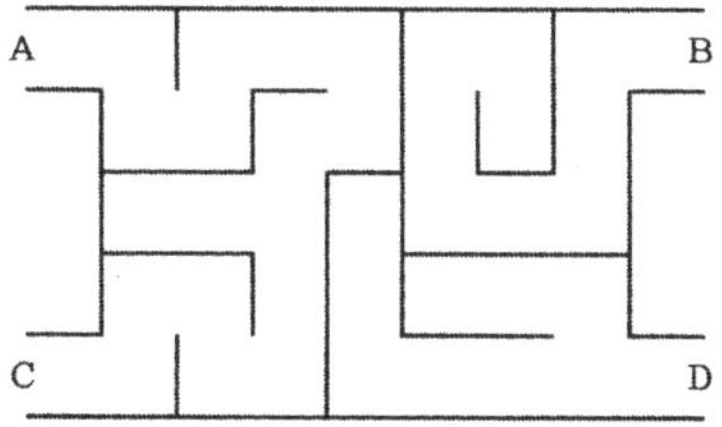


(3)

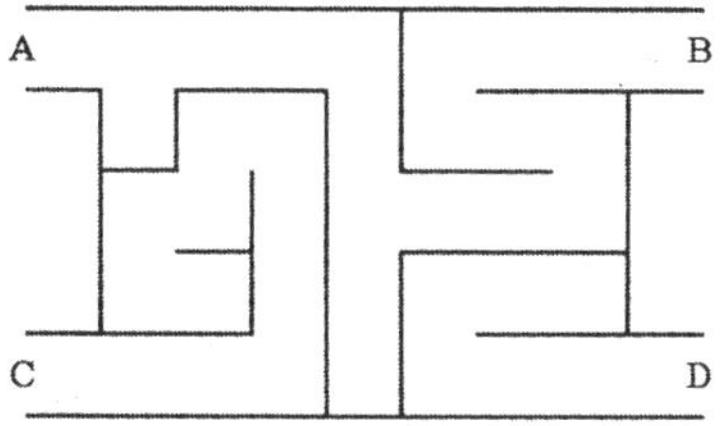


(4)

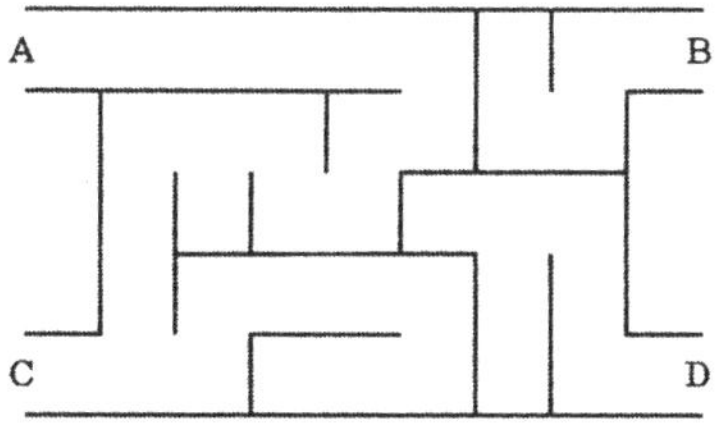

例題5　栗田・渡辺式トレーニング迷路3

(1)

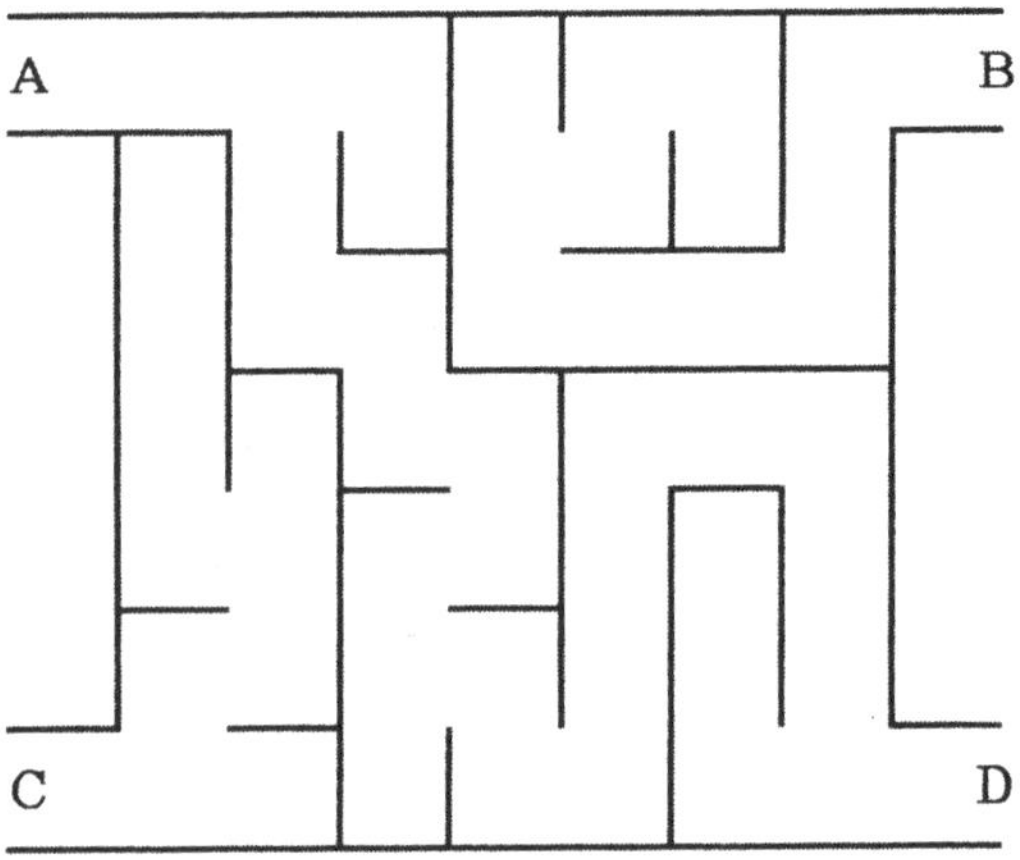


(2)

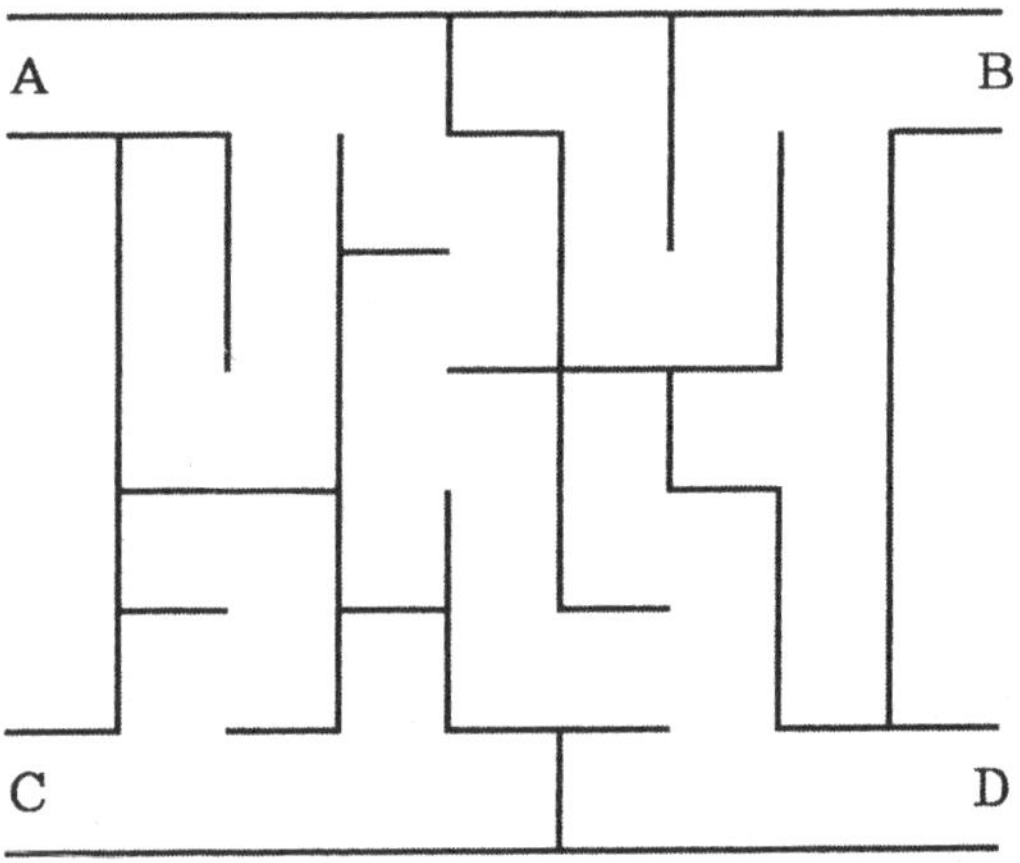

例題6　栗田・渡辺式トレーニング迷路4

(1)

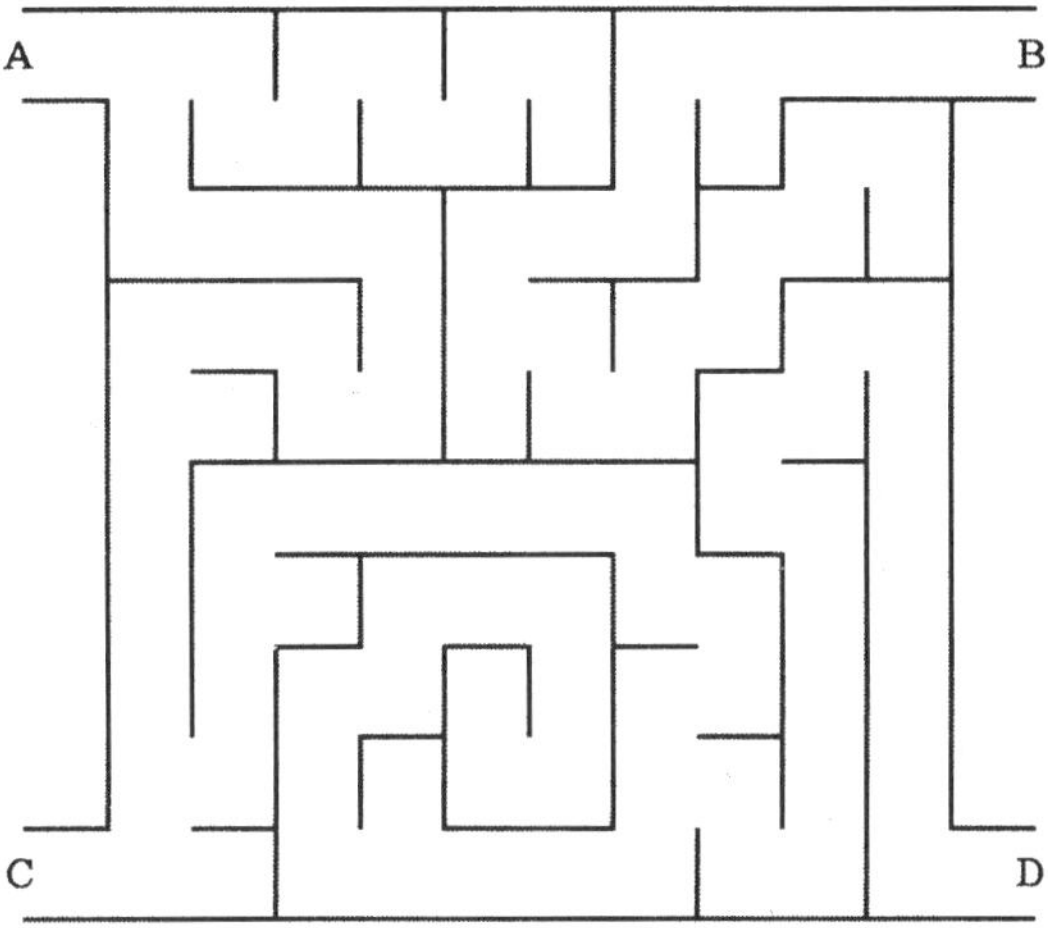


(2)

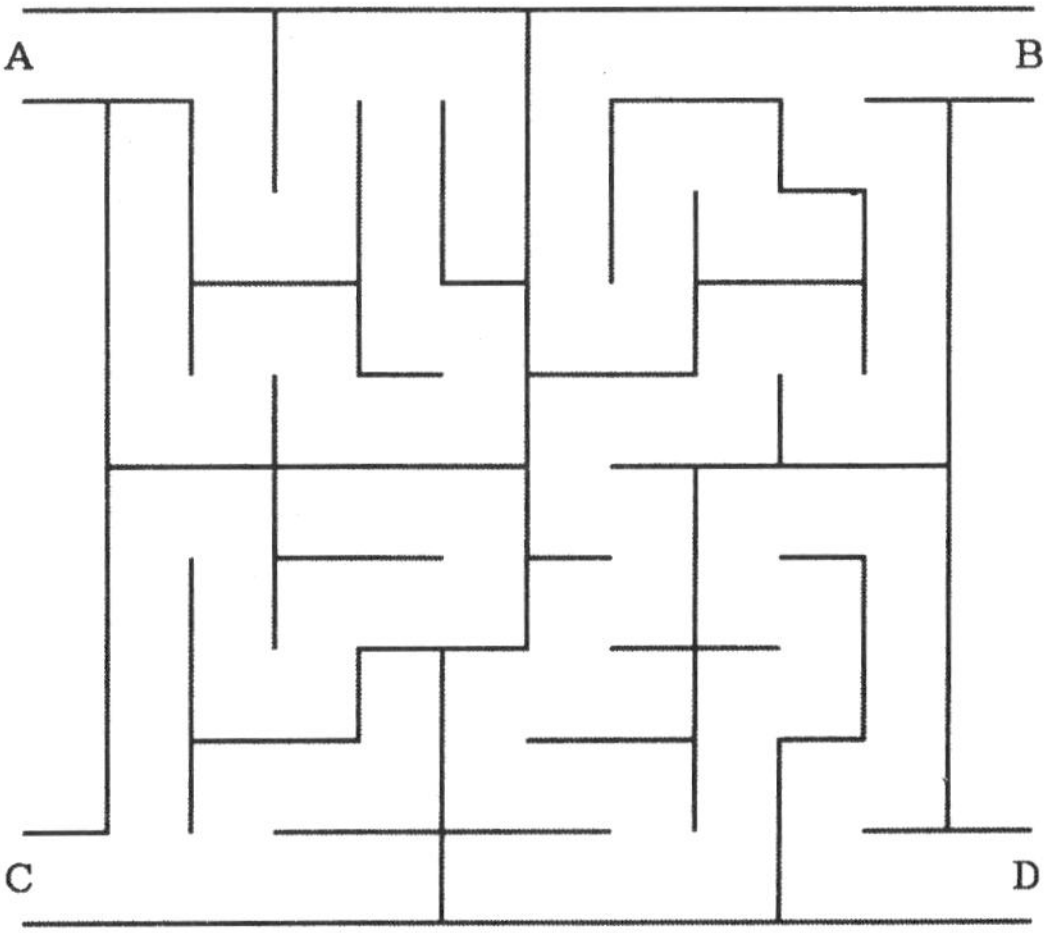

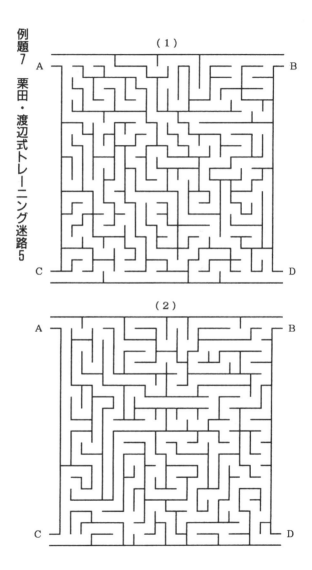

例題7　栗田・渡辺式トレーニング迷路5

(1)

(2)

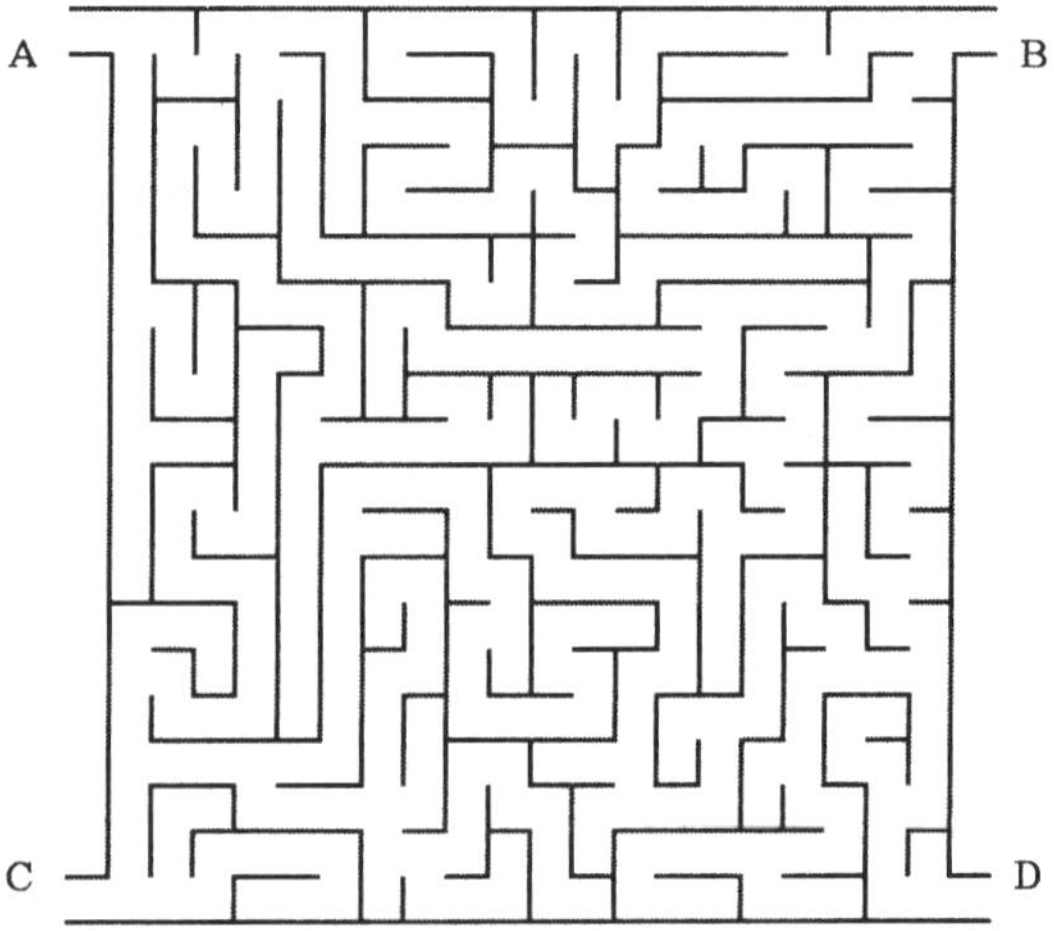

# 迷路の解答

▼例題1の解答

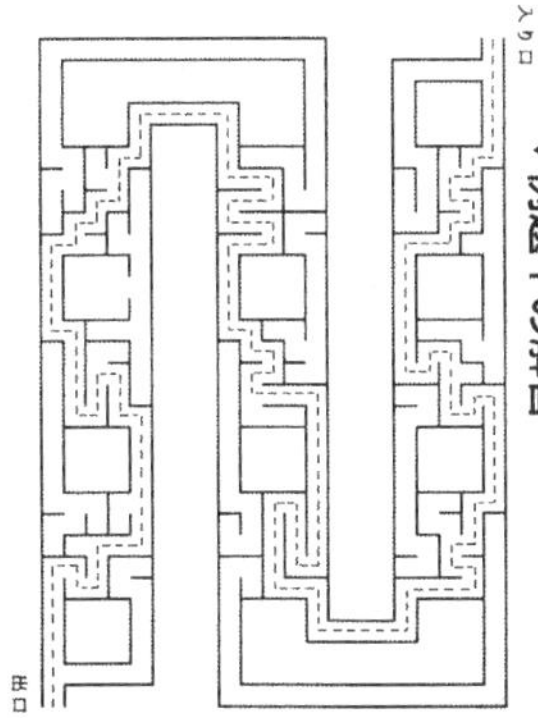


▼例題2の解答

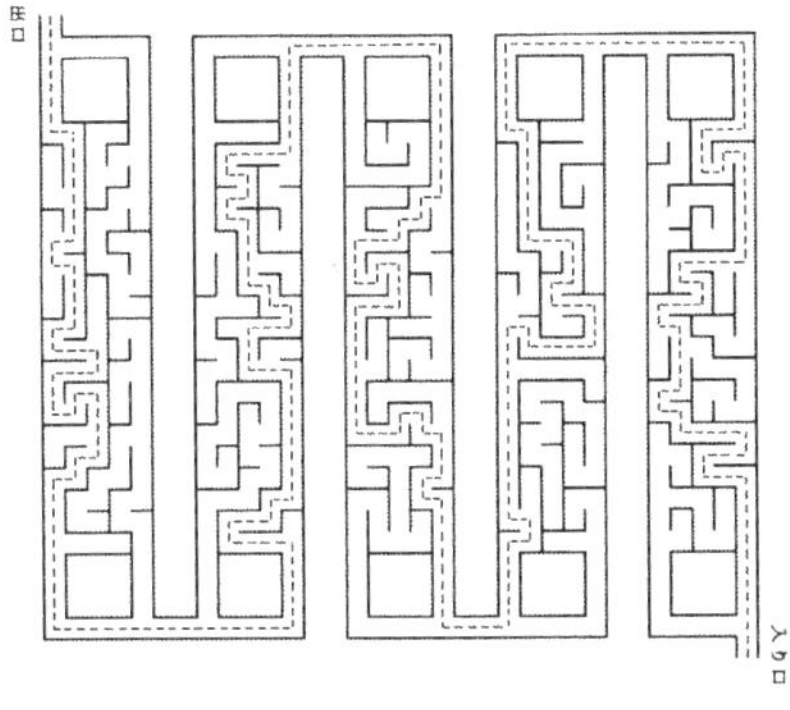


▼例題3の解答

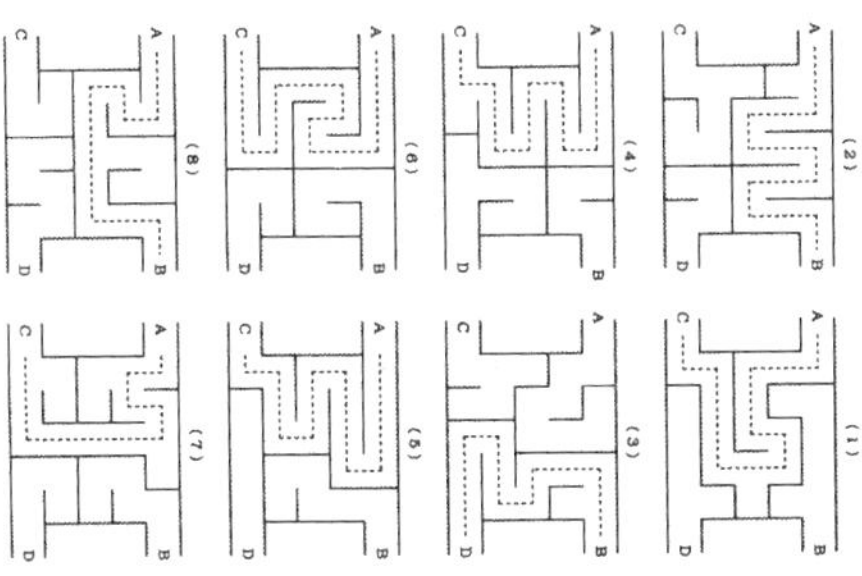

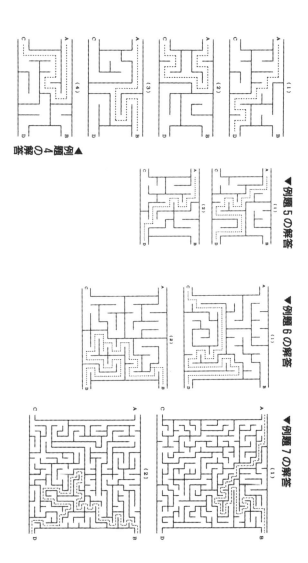

▼例題4の解答

(1)

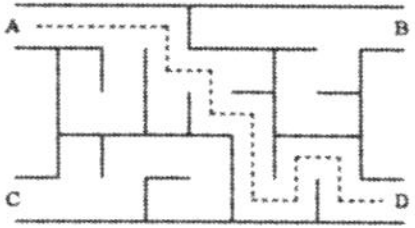


(2)

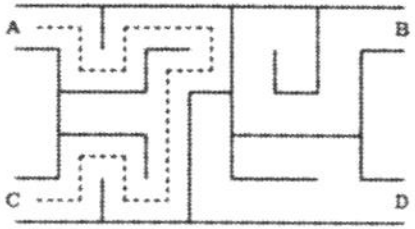


(3)

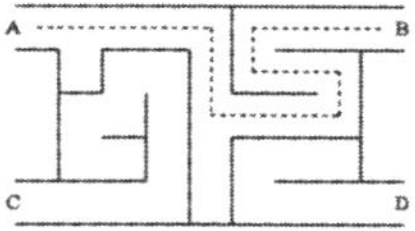


(4)

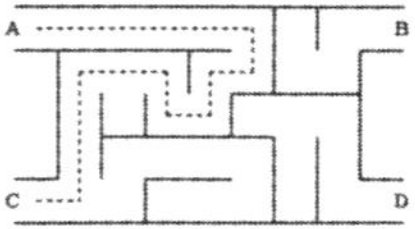


▼例題5の解答

(1)

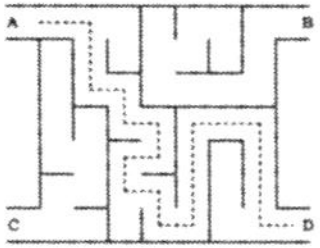


(2)

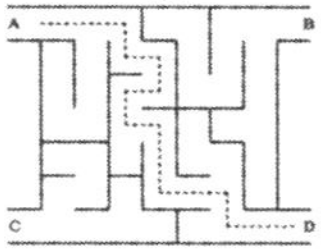


▼例題6の解答

(1)

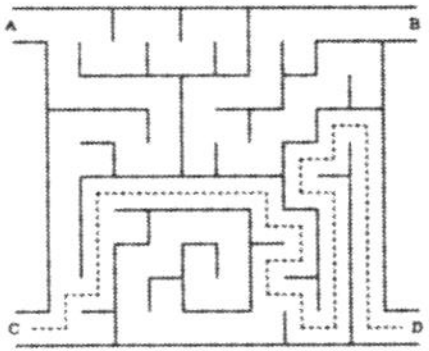


(2)

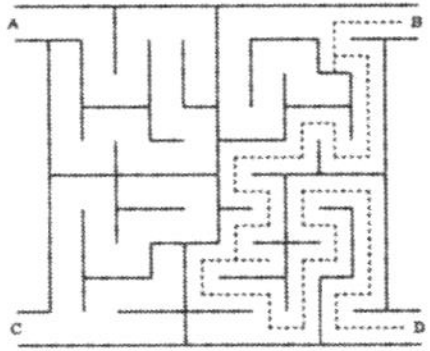


▼例題7の解答

(1)

(2)

# 第八章 ―― 速読に挑戦する

## どのクラスも一〇倍の速読を実現するSRS速読訓練

私の提唱するSRS能力開発法では、従来とは異なる仕方で目を使うように訓練してゆきます。その基本の考え方は、「目づくり」、「手づくり」、「心づくり」という三段階の訓練に込められています。目づくりは、情報の入力の働きを改善し、手づくりは情報の処理の仕方を改善し、手づくりは情報の出力の仕方を改善するものです。

そのような考え方に基づいて特殊な訓練をすることによって、日常何げなく行っている知識を改善し、体験を深め、ものを見る目を養い、洞察力を磨き、知識を総合して豊かな出力ができるようにするのです。

SRSの速読訓練は、どのクラスでも一〇倍を突破することを目標としています。事実、過去のすべてのクラスで平均で初速の一〇倍を突破できています。人間はさまざまな個人差があるものですが、集団で学習することによって、その個性の偏りを補いながら講習を進めると、いつしか皆がバランスよく進歩できるのです。

## 速読の第一歩は目づくりから

速読の訓練は、ものの見え方の進歩によって促されます。

SRSでは、「目づくり」の訓練によって得られる能力を、「分散入力」の能力と呼んでいます。これはものごとをまるごと入れることのできる目の働きを得ることです。そのためには、視野が従来のような狭いものでは対応ができません。そこで、目づくりの方法は、まず第一に目をよく動かす運動の訓練で始まり、第二に広い視野を活性化して成熟させることに移行します。

実は第二章で紹介した眼球訓練は、目づくりの訓練のうちの、眼球運動を円滑にかつその速度を加速するための基本的な方法なのです。

読者は、ふだんからできるだけ大きな視野でものを見る練習をしてみてください。やがて、文字に対する視野が広がると、本を一行ずつでなく、何行もまとめて一挙に読みとることができるようになっていきます。

## 目づくりを心づくりにつなぐ

速読の第二の訓練は「心づくり」です。これは高速で入れた膨大な視覚的情報を、速度に遅れないように理解していく能力を作り上げることです。そのようなことができる能力を「並列処理」の能力と私は呼んでいます。

並列処理とは、心の中に複数の場を設置して、それをどんどん使っていくことです。そのためにイメージ訓練を介して、心の中を自覚し、情報の入れる場所や、入れ方や、操作の仕方を練習で学んでいきます。私たちがものを考えたり、理解したりする仕組みは実は極めて複雑です。というのは、通常の心の働きは、ほとんどが潜在的な領域で行われているからです。

その様子を手にとるように眺めながら訓練するのが、「心づくり」の訓練です。これができるようになると一分間二〇頁以上の読書ができるようになります。皆さんはまず自分の心の中をよく観察するところから、「心づくり」の訓練を始めてください。

## 心づくりを手づくりにつなぐ

速読の訓練の第三段階は、統合出力と呼ぶ能力を獲得することです。これは、心の中で複雑にうごめく情報を、大事なものだけに注目して、一気にかき集めて、それに価値をつけて、外に出していく能力です。

これができるようになると、一分間に一〇〇頁から二〇〇頁の速読が可能になります。

大事なことは、速読能力は、情報処理の変革によって成立する能力であり、心の中に情報を入れる速度を上げるだけでなく、その処理速度も処理の仕方も変えて、さらに、それを外に出す力も錬磨していくことが必要であるということです。このような心の中でのサイクルが改善されてくると、外への情報の流れ、外からの情報の流れも改善してくるものです。それによって、人生の内外の全体が改善されるチャンスが到来します。そこに、運命の転換までも引き起こされてくるきっかけが生まれるのです。

## 読書の進歩は眼力の進歩

読書には進歩の段階があります。最初は、一つひとつの言葉をぽつぽつと拾っていく段階から、次は、言葉のつながりをまとめて読みとるような読書になります。これを私は「かたつむり型」の読書から「尺取り虫型」の読書への移行と呼んでいます。

しかし、実際にはこのような読み方では、一分間にせいぜい二〇〇〇字から三〇〇〇字程度しか読めません。日常生活では、それでも十分満足できるかもしれませんが、多忙な人や、眼力を磨こうという方は、これで満足すべきではありません。

もっと、高速な読みとりを可能にするために、面の読書、空間の読書（それぞれ面喰い虫の読書、蝶の読書とも呼びます）に移行し、大きな面のまとまり、大きな空間のまとまりをすばやく丸ごと心に入れて、そのまま理解できるようなシステムをつくることが望ましいのです。

そのための訓練を重ねていきましょう。

# 目と手の連携から新しい情報処理能力が生まれる

第二章に本書で紹介した眼球訓練は、すべて速読の基本訓練にもなっていますから、速読の前には一通り行ってみることをおすすめします。

また、速読の訓練を行うときには、あらかじめ、これまで読んだことのない本を読んで、自分の読書速度を確認しておいてください。普通の日本人の読書速度は、一分間に五〇〇字から八〇〇字くらいが普通です。ただし、これは読む本によって変動します。速読の目標は、対象を一気に入れて、並列的に処理するものです。現代の先端技術では、ニューラルネット（神経回路網）というものがあり、これは超並列分散処理を行って学習ができる情報処理システムです。これを使うとロボットでも自分の関節の位置をテレビモニターで眺めることによって知ることができ、作業の効率を高めることができます。このようにセンサーをうまく使うと、システムの性能を高めることができます。人間もそのような方向にさらに力を伸ばしていくことが期待されます。

## 第一の訓練──分散入力の訓練１

（次の文章を各四角のまとまりごとに一気に読む訓練をしてください）

読書の初歩ではかたつむりのように一字一字読んでゆきます。

読書の　第二段階は　意味の　つかみやすい　まとまりを　分かち書きの　ように　とらえて　読む　方式で　尺取り虫の　読書と　言います。

その次は　文章を一行　ではなく　二行まとめて　読んでゆく　方式です。
これは　肥大した　尺取り虫　読書とも　呼ぶことが　できます。

さらに進歩　したものが　面の読書で　二行三行くを　一気に丸ごと
頭に入れて　そのままで　意味を取って　ゆきます。　このとき、
ゆっくり　読んでは　ばらばらに　見える　各まとまりも
速く読むと　意味が　つながって　理解できる　のです。

## 第二の訓練──分散入力の訓練2

（言葉を見る瞬間に周囲の模様を周辺視野で同時に記憶し
て目を閉じて思い出す練習をしてください）

| | | |
|---|---|---|
| メッセージを | 言葉を | 読書を |
| できるだけ | 読みながら | 進化させる |
| 読み取る | 周辺視野で | 途上では |
| 練習をします | 周囲の | 中心視野で |

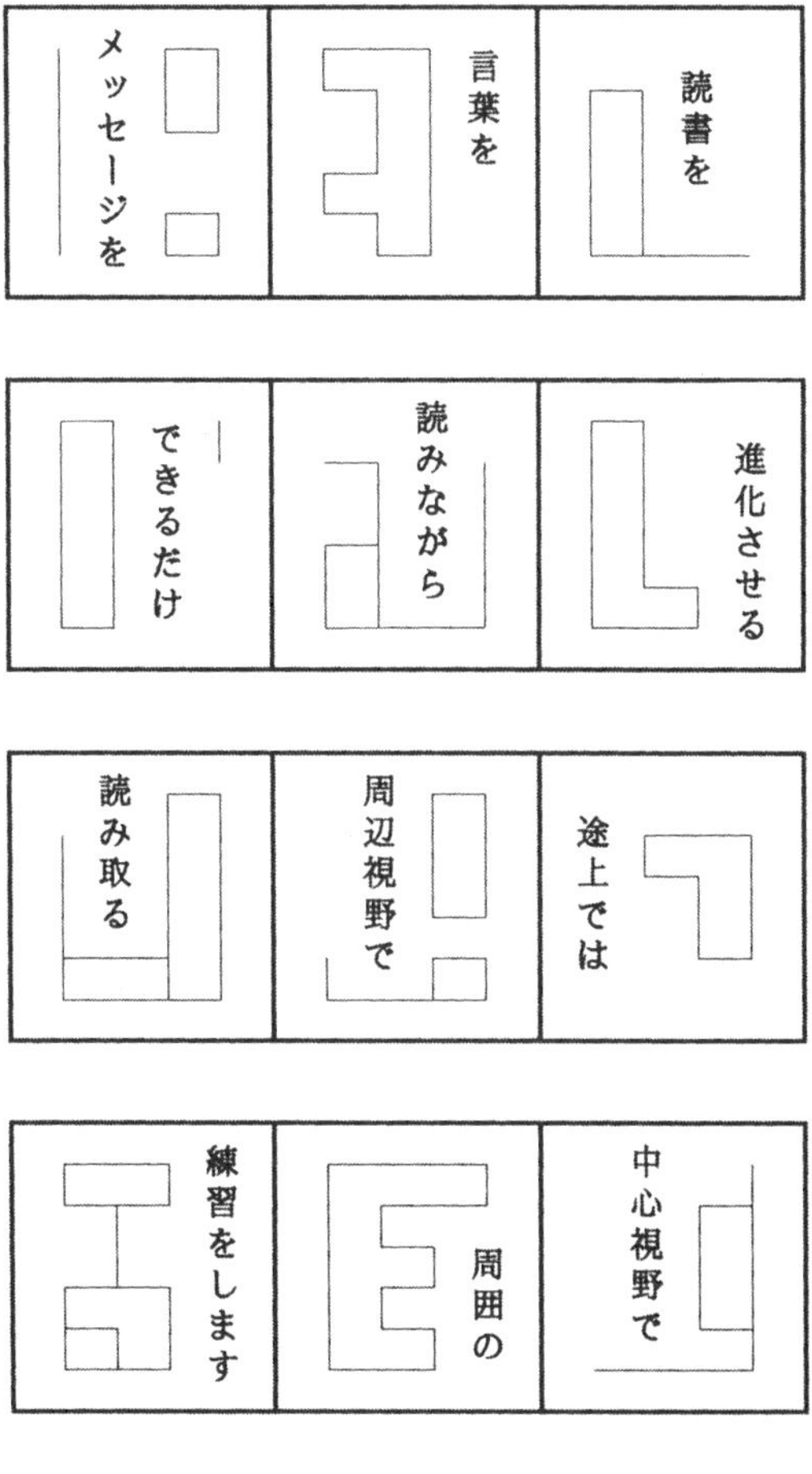

## 第三の訓練——並列処理の訓練

（下の各塊に含まれる情報を一気に同時につかむようにしてください。内容は文章と、アルファベットの種類と、文字の配置が作る数字の形との三重になっています）

| | | | | | | | | | | | | |
|---|---|---|---|---|---|---|---|---|---|---|---|---|
| d | d | d | d | d | d | | a | a | a | a | a | a |
| d | d | d | d | つ | d | | a | a | a | 並 | a | a |
| d | d | d | か | d | d | | a | a | a | 列 | a | a |
| d | d | む | d | d | d | | a | a | a | 処 | a | a |
| d | よ | d | を | d | d | | a | a | a | 理 | a | a |
| d | う | な | 練 | 習 | d | | a | a | a | 訓 | a | a |
| d | d | d | 行 | d | d | | a | a | a | 練 | a | a |
| d | d | d | い | d | d | | a | a | a | は | a | a |
| d | d | d | d | d | d | | a | a | a | a | a | a |

| | | | | | | | | | | | | |
|---|---|---|---|---|---|---|---|---|---|---|---|---|
| e | e | e | e | e | e | | b | b | b | b | b | b |
| e | そ | れ | を | 心 | e | | b | b | 塊 | の | b | b |
| e | 作 | e | e | e | e | | b | 一 | b | b | 情 | b |
| e | り | と | 呼 | e | e | | b | b | b | b | 報 | b |
| e | e | e | e | ん | e | | b | b | b | 空 | b | b |
| e | e | e | e | で | e | | b | b | 間 | b | b | b |
| e | す | e | い | e | e | | b | で | b | b | b | b |
| e | e | ま | e | e | e | | b | 多 | 重 | な | b | b |
| e | e | e | e | e | e | | b | b | b | b | b | b |

| | | | | | | | | | | | | |
|---|---|---|---|---|---|---|---|---|---|---|---|---|
| f | f | f | f | f | f | | c | c | c | c | c | c |
| f | を | り | 配 | 心 | f | | c | c | ッ | セ | ー | c |
| f | 均 | f | f | f | f | | c | メ | c | c | ジ | c |
| f | 等 | f | f | f | f | | c | c | c | c | を | c |
| f | に | す | ま | り | f | | c | c | 丸 | ご | c | c |
| f | 行 | f | f | な | f | | c | c | c | c | と | c |
| f | う | f | f | と | f | | c | c | c | c | 瞬 | c |
| f | 事 | が | 重 | 要 | f | | c | く | 深 | に | 時 | c |
| f | f | f | f | f | f | | c | c | c | c | c | c |

## 第四の訓練――想起・書き出しの訓練

まず、一分間、従来の仕方で本を読んで、それを想起する練習をしましょう。意外に少ししか記憶に残っていないことが自覚できないでしょうか。

次に、できるだけ高速で本を読んで、それを想起する練習をしてみましょう。最初は、記憶に残る率は低いように思われるかもしれませんが、速度を落とさないようにして、ひたすら読み、それを時間をかけて思い出すようにしてください。この練習をしていると、次第に心の中に入った情報が、つかみ出せるようになってきます。

想起するときに、漠然と行っていると、雑念に流されてしまいますので、書き出しをするようにしてください。通常は一分間本を読んで書き出せる単語は五単語から一〇単語です。そこでまとまった内容と思想をこめて、五行以上書き出せるようになれば、ひとまずの進歩の段階に達したといえるでしょう。練習を積めば、何十行もの書き出しができるようになります。そこに眼力の深まりが見られるのです。

## 第五の訓練——早めくりの訓練

本を一定の速度でめくる練習は速読に慣れる基本的な方法です。その際には、段階を設けて加速していくとよいでしょう。

最初は一分間に六〇頁くらいでめくり、次は、一分に一〇〇頁、最後は一分に一冊以上めくるようにしてみてください。その速度ですばやく手を動かしながらめくって、集中力を鋭くしていくと、それまではただ頁が飛び去って見えるだけであったのが、次第に意味が感じられてきます。そこが速読で必要な眼力養成の入り口です。

しかし実際にはこのような練習だけでは速読力の養成としては十分ではありません。真の速読力は心と体の総合的な能力を高めることから生まれます。そのためには内臓の活性化、筋肉系の刺激、感情の鼓舞、イメージの世界の洗練・強化、言葉の刺激・活性化が必要です。それをきちんと体系的に行うのがＳＲＳの速読法の本筋になっています。

# 第九章 —— 立体視に挑戦する

## 視力は二段階からなる

さて、前の章までで、読者は眼力訓練の基礎を学んできたのですが、さらに、眼力を鍛えるには、次のレベルを学ぶ必要があります。

ここで、視力には二段階のものがあることを注意してください。

第一は、肉体の視力と私が呼ぶものです。

第二は、脳の中の視力と私が呼ぶものです。

この二段階の視力の改善によって、視覚のシステムの改善が起きるのです。

第一の訓練は、目の改善なのですが、第二の訓練は別な方法が活用できます。そのために役立つのが立体視の訓練です。立体視は、二種類の対象を左右の目で別々にとり込んで、とり込んだ情報を大脳の後頭葉の周辺で解釈して、空間における一つの源からきたものと推定します。そのいわば逆算機能（推測する機能）を鍛えるのが立体視訓練の意義なのです。

## 情報処理の次元が上がると、判断力も上がる

SRSでは、立体視の訓練は、視力を鍛えるための道具として行います。そこが単なる楽しみや遊びとして行うものと違うのです。

立体視には二通りのやり方があります。第一は、クロス法と呼ばれるもので、第二はパラレル法と呼ばれるものです。読者は、最初はクロス法を行い、慣れたらパラレル法を行うことを勧めたいと思います。というのは、クロス法は、対象の図が左右にかなり離れていても常にできますが、パラレル法は、眼球の距離よりも離れた二つの対象に対しては困難になるからです（あえてそれを行うには、カメレオンのように眼を左右に開くことが必要になります）。クロス法では右眼で左の対象を眺め、左眼で右の対象を眺めるようにしましょう。具体的には対象と眼の中間あたりに焦点を合わせるようにするとうまくいきます。右目で見た画像と左眼で見た画像の内側半分を重ねるように視線を配置すると、脳が画像を融合して対象を立体的に解釈してくれます。

## 基本訓練①

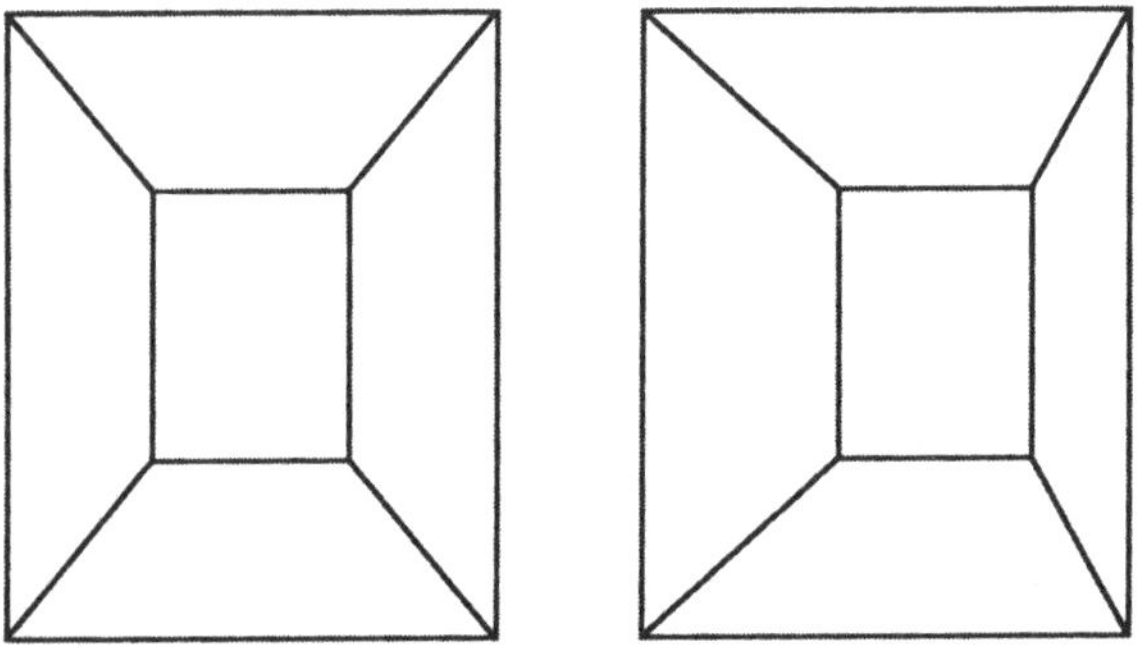

最初は、上図の二つの図を立体視して見ることにしましょう。

目を寄せて右眼で左図を見て、左眼で右図を見てください。ウインクして、本当に見ていることを確認することも有用です。それができたら、しばらくそれを維持していると画像が融合して、立体的になります。次頁の図についても同様にして眺めてみましょう。目を寄せる度合いに応じて順番に立体視が成立します。

## 基本訓練②

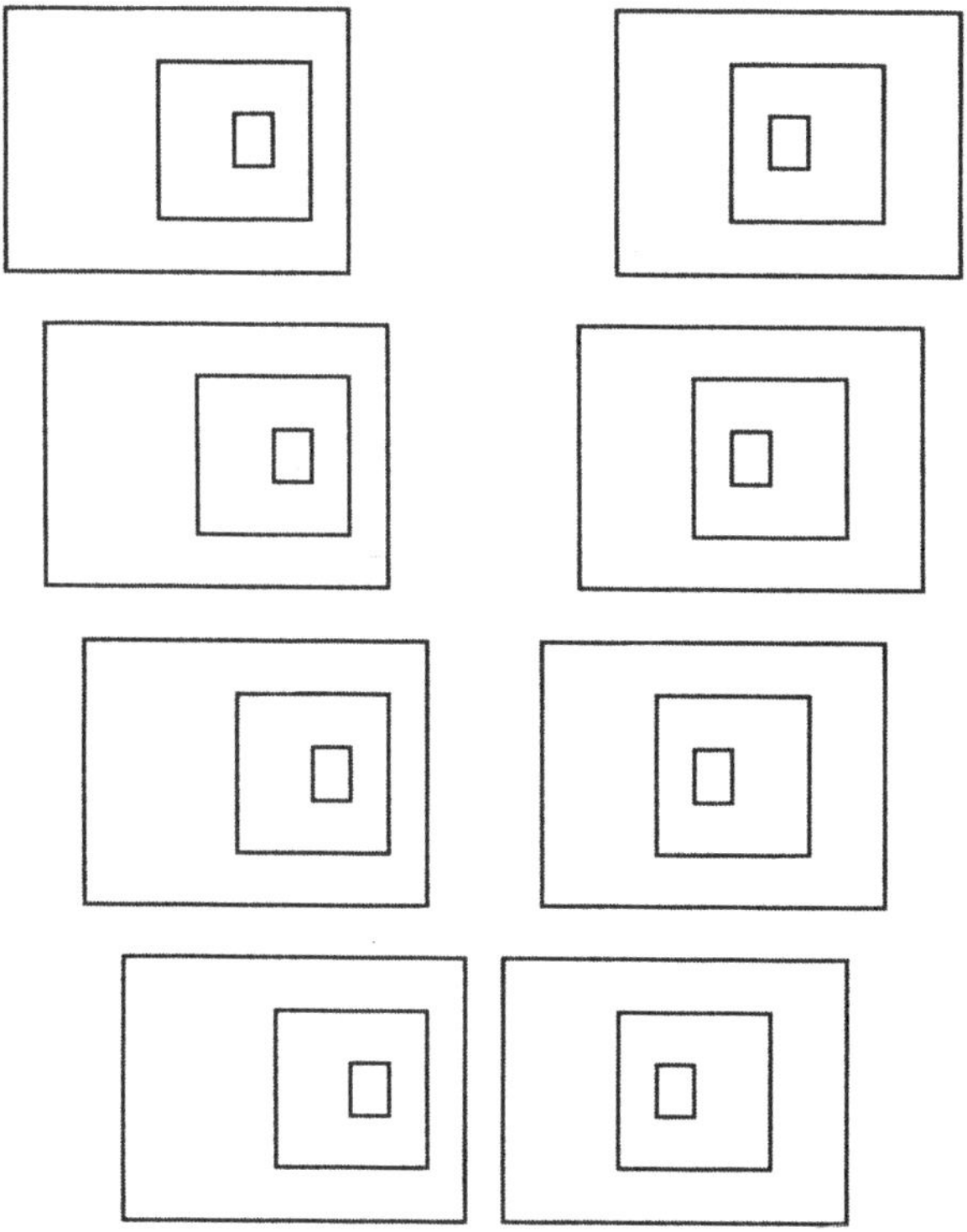

## 写真の立体視――訓練③

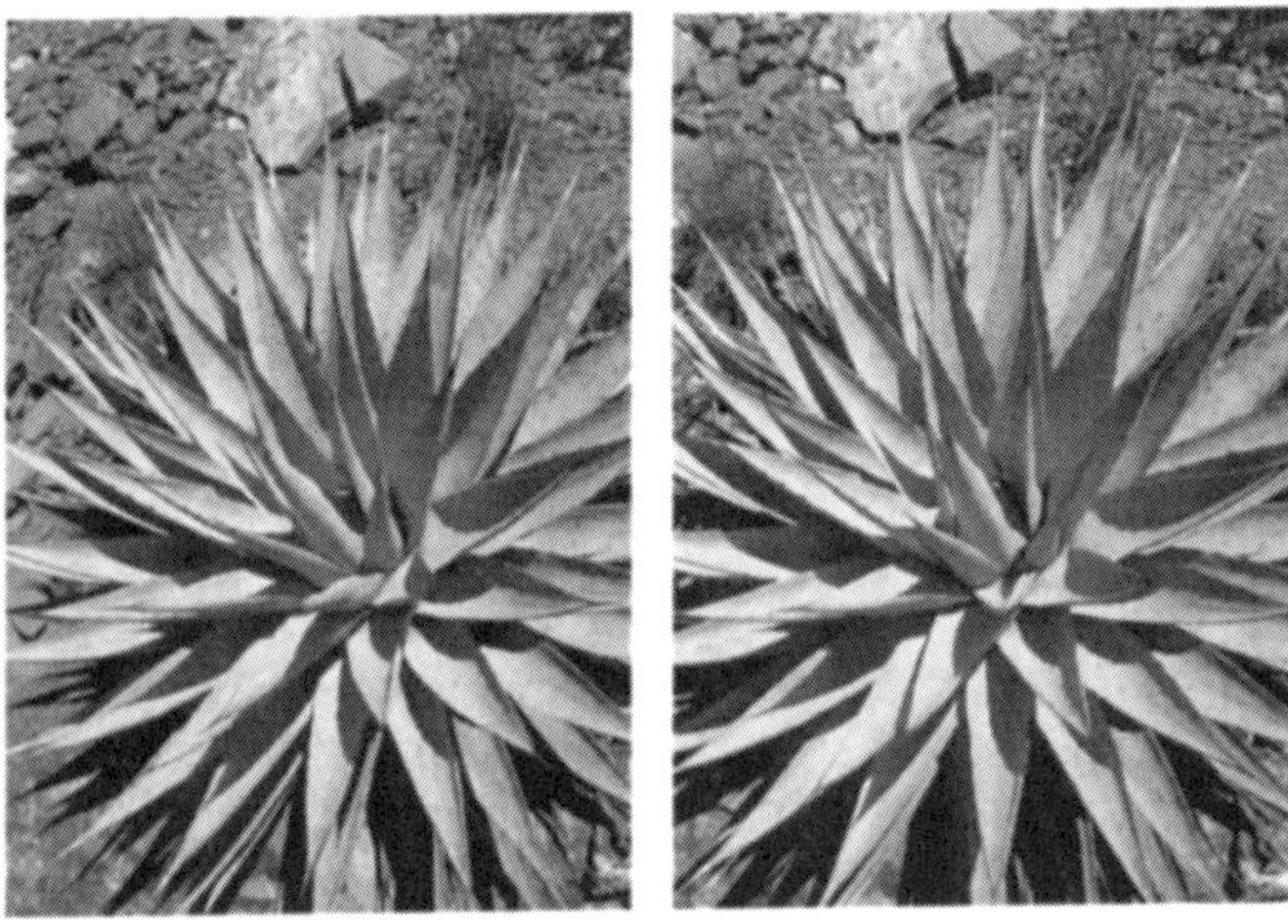

記号でできるようになったら、今度は写真で行ってみましょう。

上は、植物の写真の対です。左は、樹木の写真です。いずれもクロス法で行ってみてください。視野を訓練し眼力を養成するためには、単に写真が立体的に見えるだけでなく、見えた画像がすみずみまで鮮明であることが大事です。上の写真はアメリカのアリゾナ州の植物、左頁の上はヨセミテ公園のレッドウッド、下は京都の樹木です。

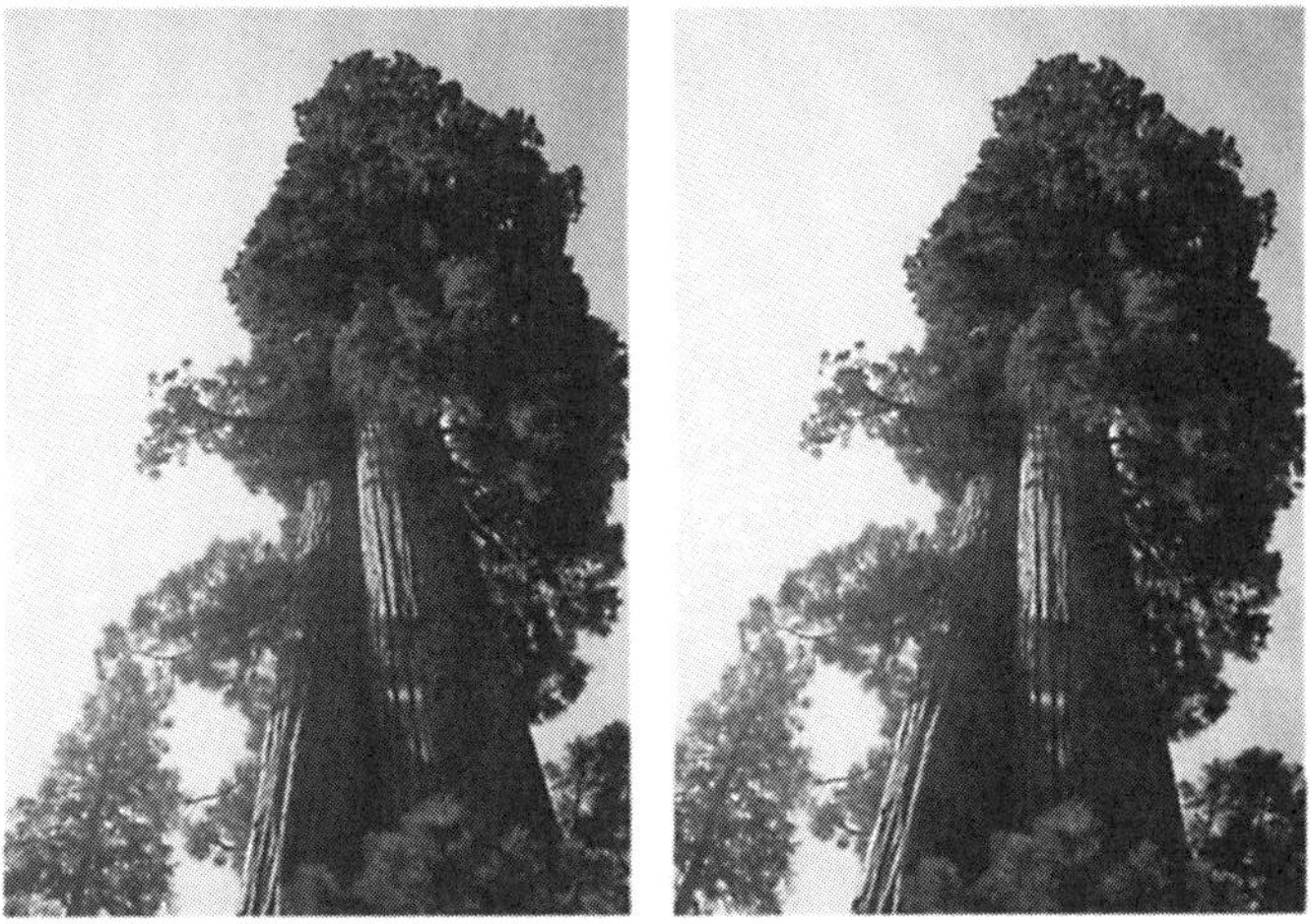

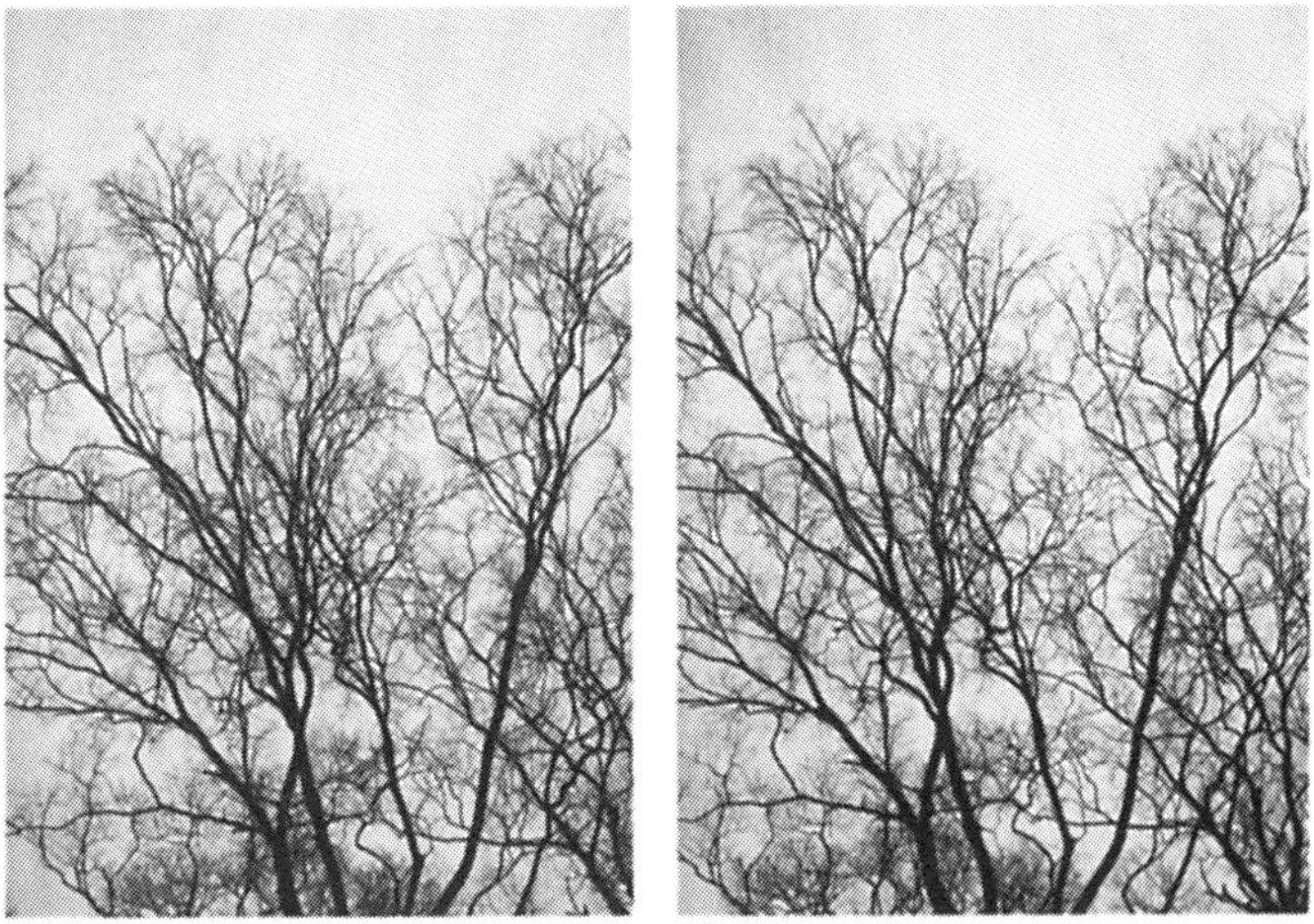

## 海外旅行の写真を再現して楽しむ

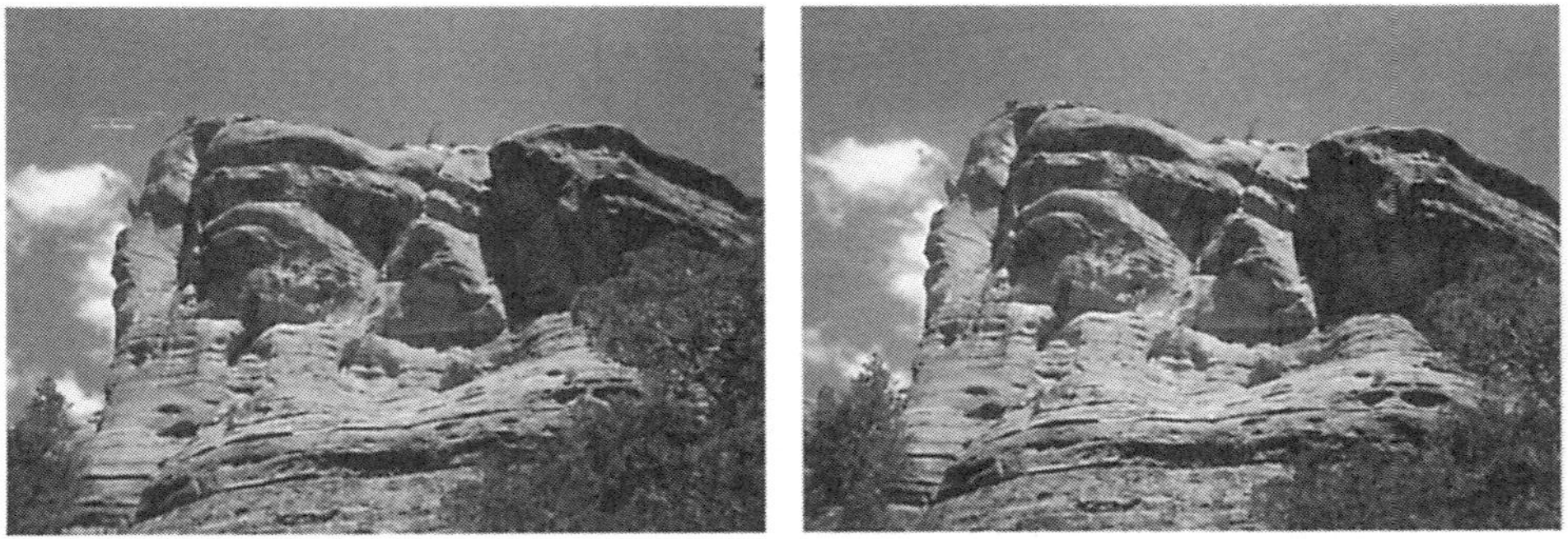

立体視ができるようになると、旅行の楽しみが増えます。外国の記念写真も、立体写真になるようにすこしずらして対にして撮影すると、楽しい思い出が立体的にリアルに想起できます。ここでは、筆者がアメリカ留学中に撮影した写真を並べました。

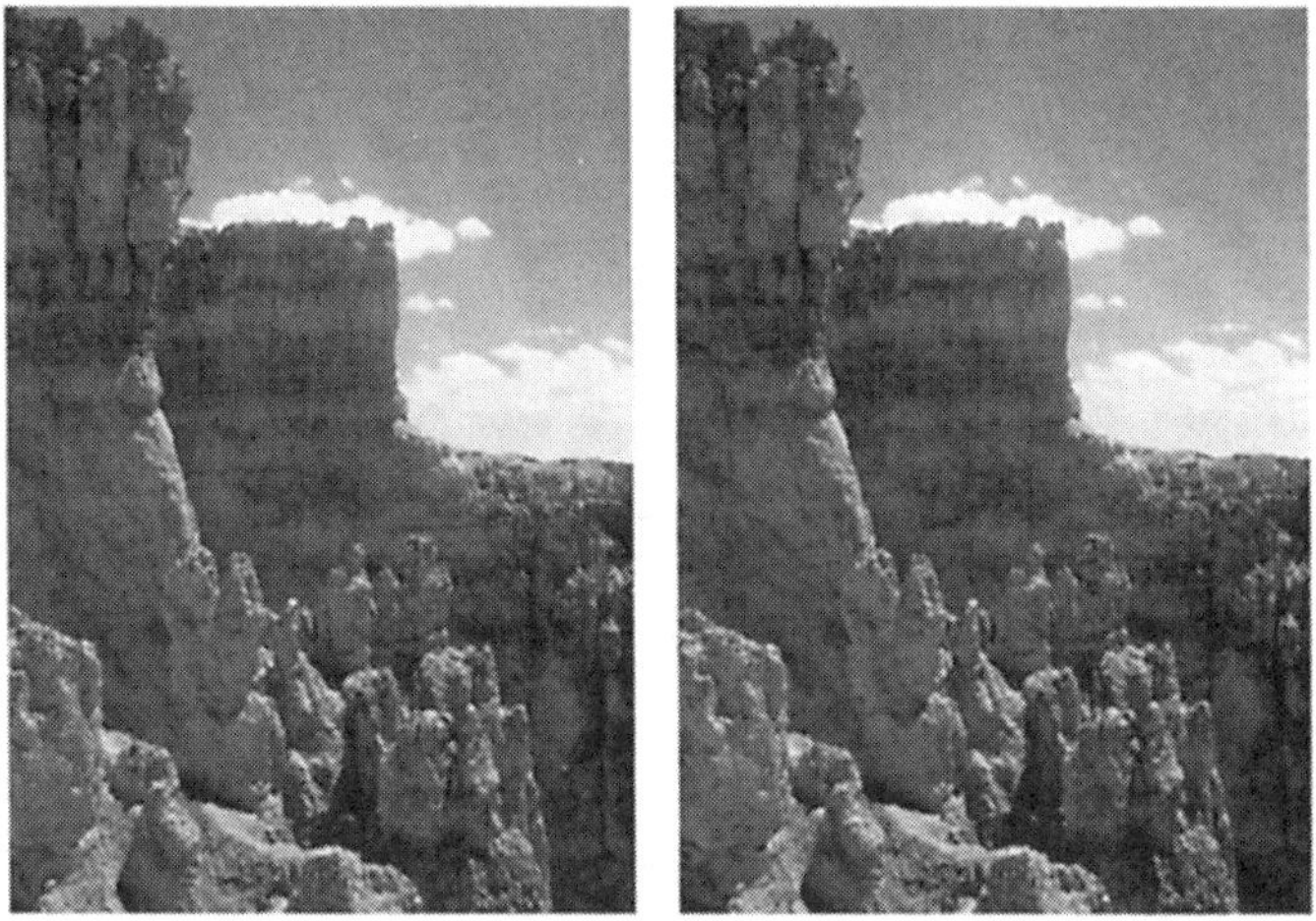

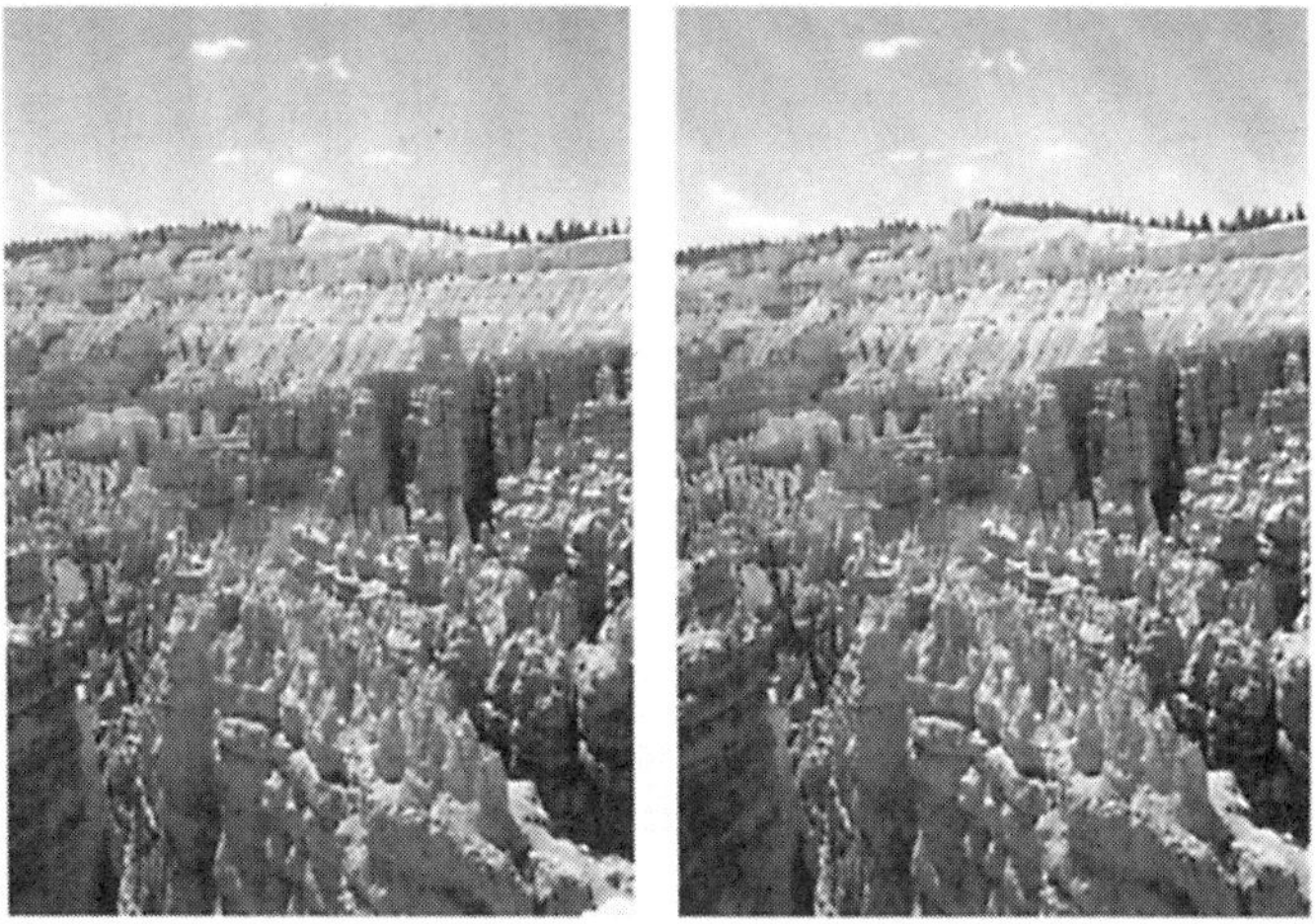

## 医学の分野でも立体視が使われる

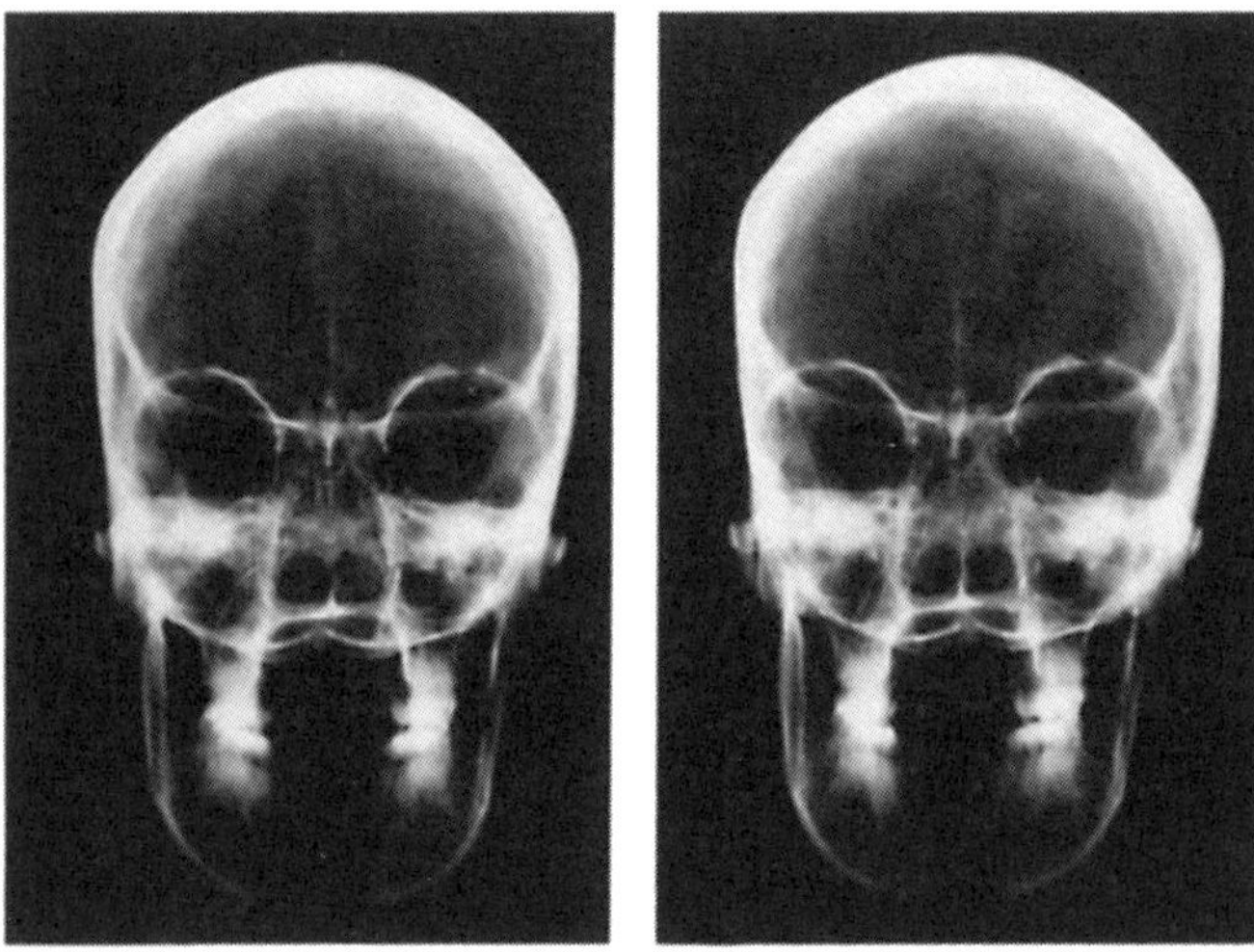

立体視の応用はかなり古く、医学でも生体の情報を立体的にとらえるためにさまざまな工夫がされ、X線写真の立体視も昔から検討されていました。上と次頁の上図は人体のファントム（人工樹脂モデル）の頭蓋骨、上胸部の写真と腸の写真の例です。次頁の下は大腸の像です。このような画像を立体的に見ることで病巣を空間的に判断できるのです。

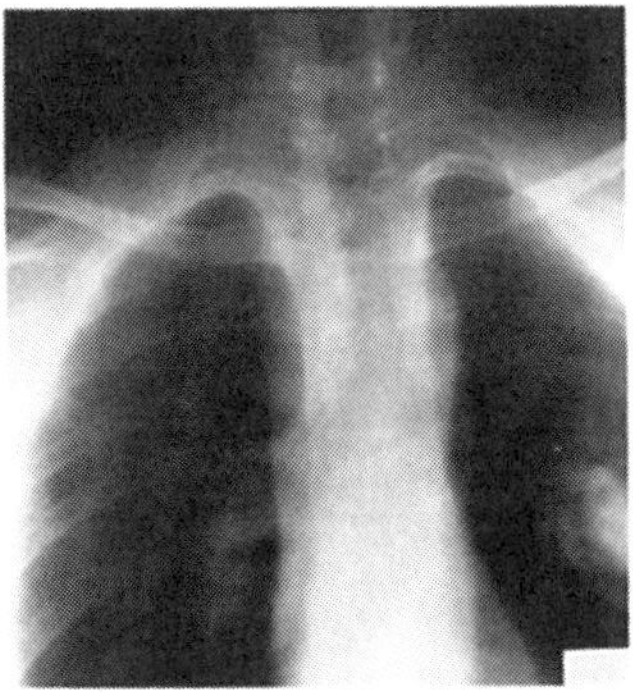

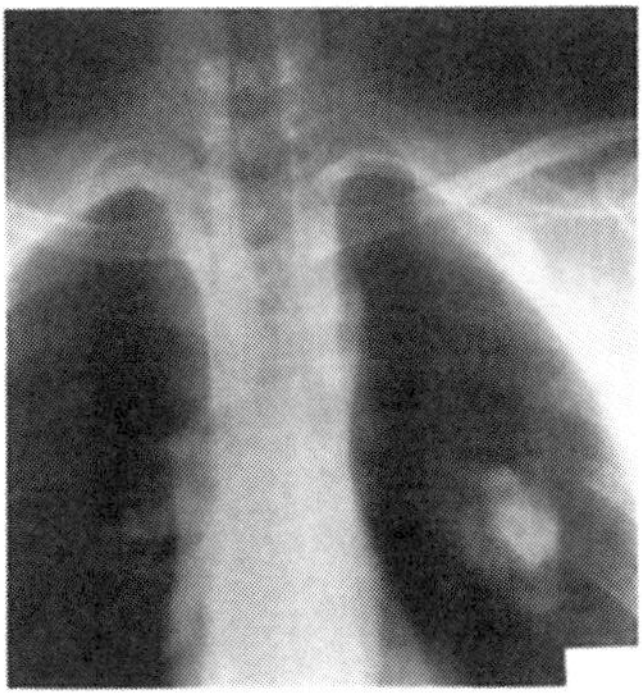

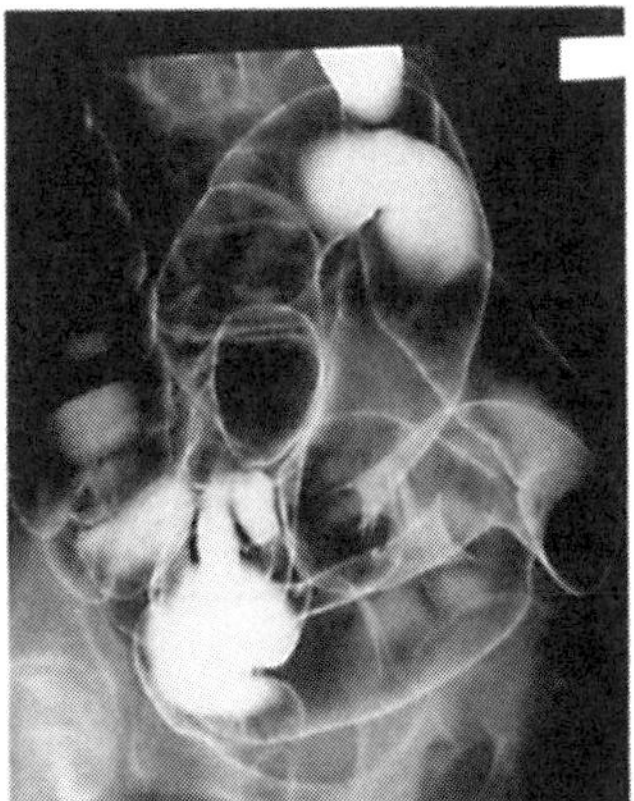

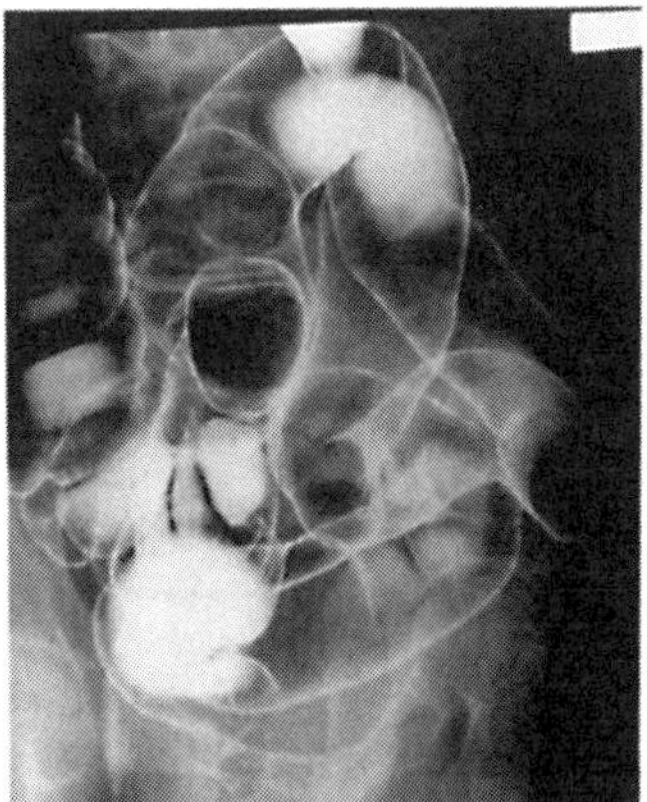

# ランダムドットステレオグラム

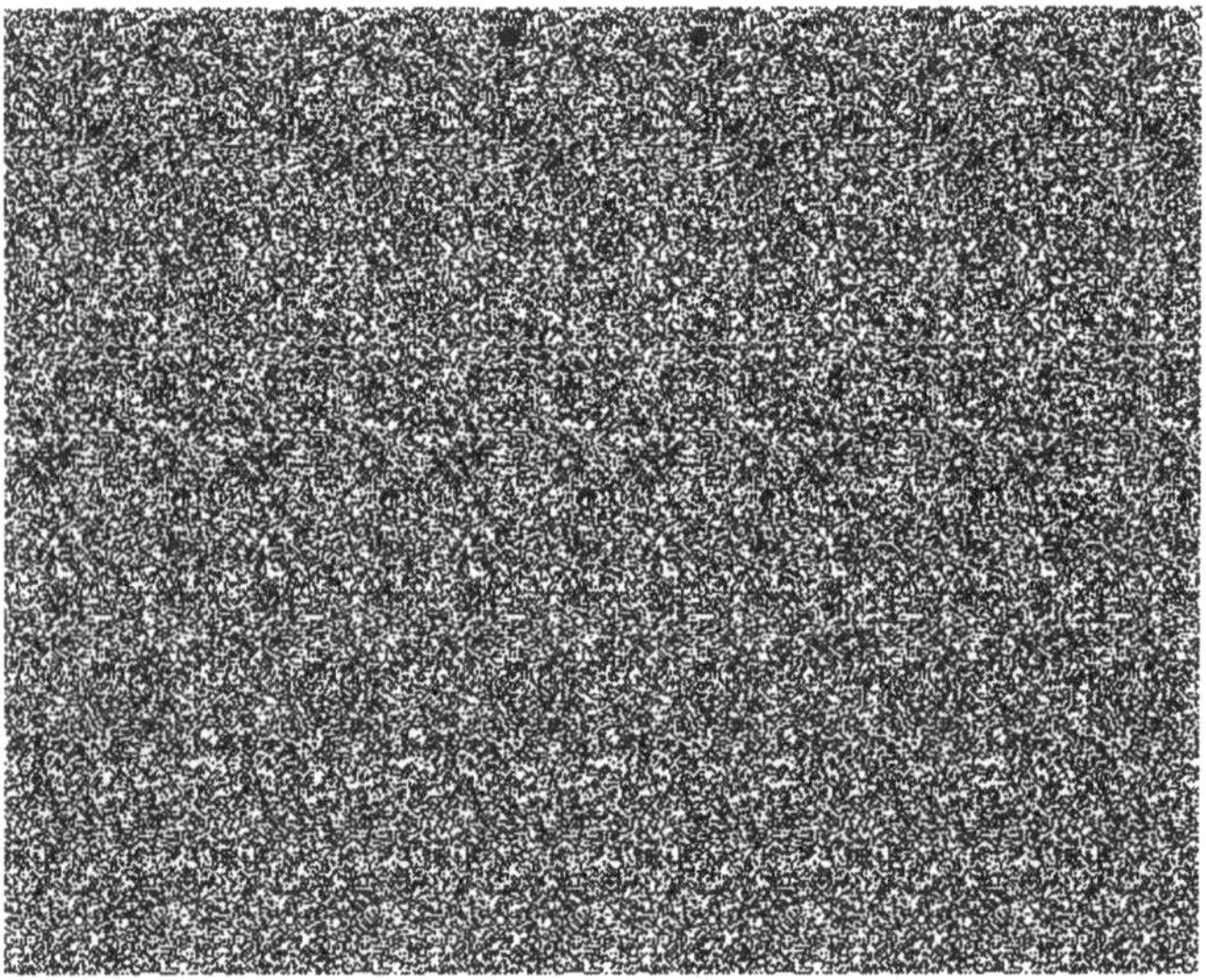

ランダムドットステレオグラム（略してＲＤＳ）は、アメリカのユレキらにより開発されたものですが、一枚の画像の中に、立体視の画像が組み込まれています。クロス法で視線を合わせて、図の上方にある二つの黒点が融合するように脳で解釈されると、凹凸のある画像が浮かび上がってきます。上図はパターン、次頁図は簡単な文字が隠されていますので、解読してみてください。

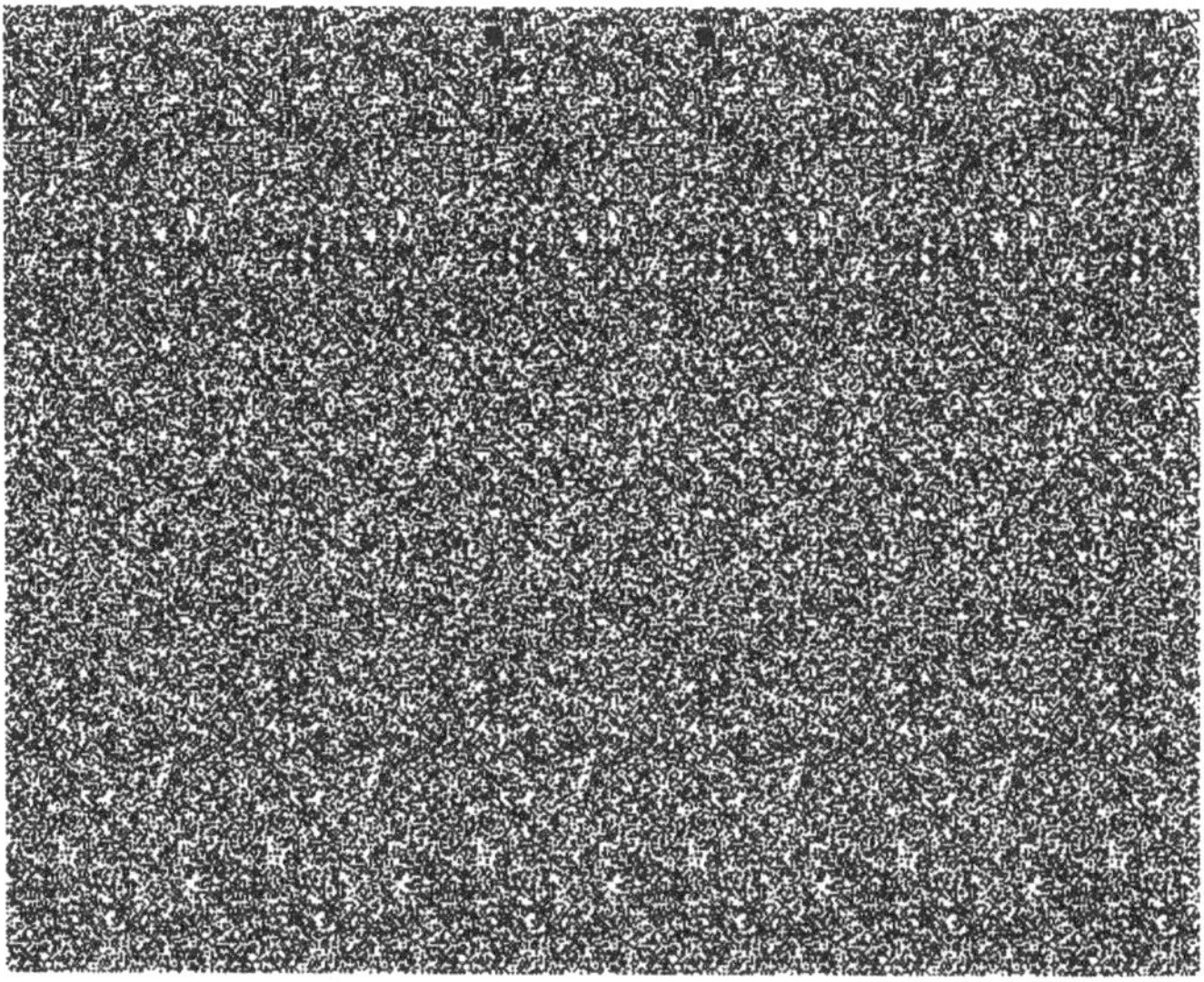

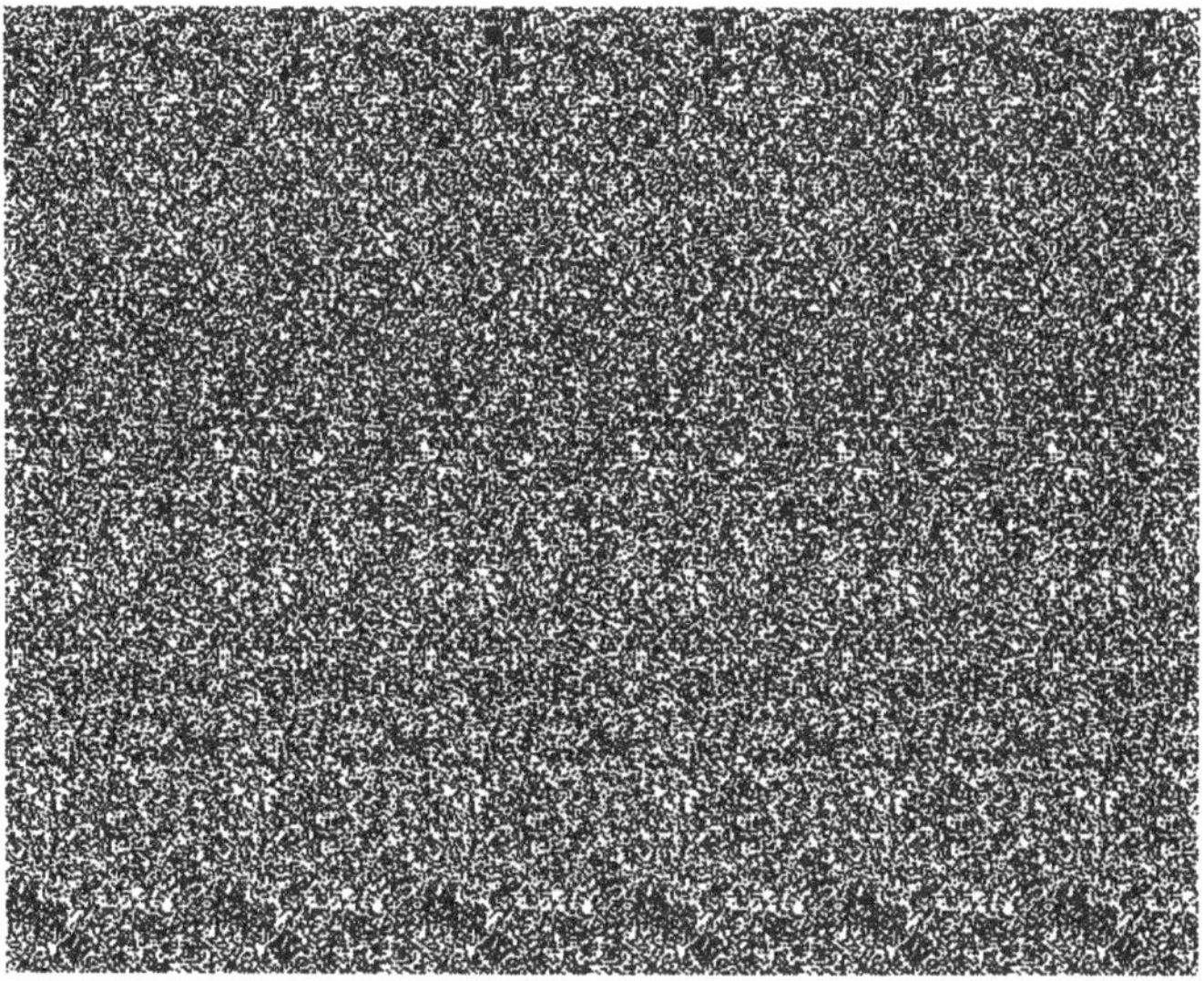

## クロス法で誤り探し

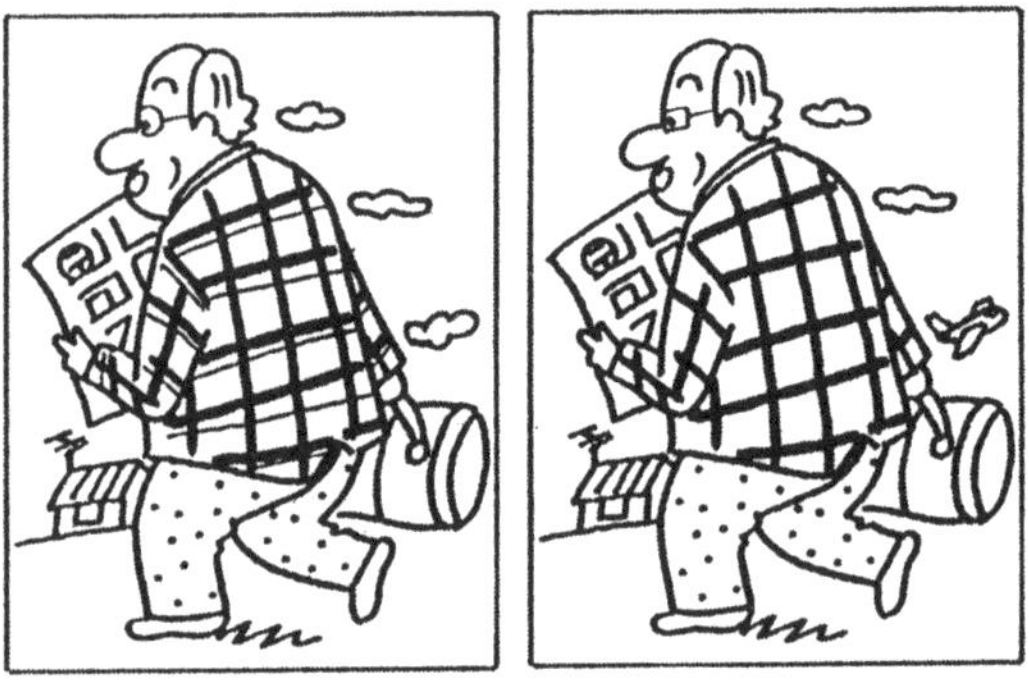

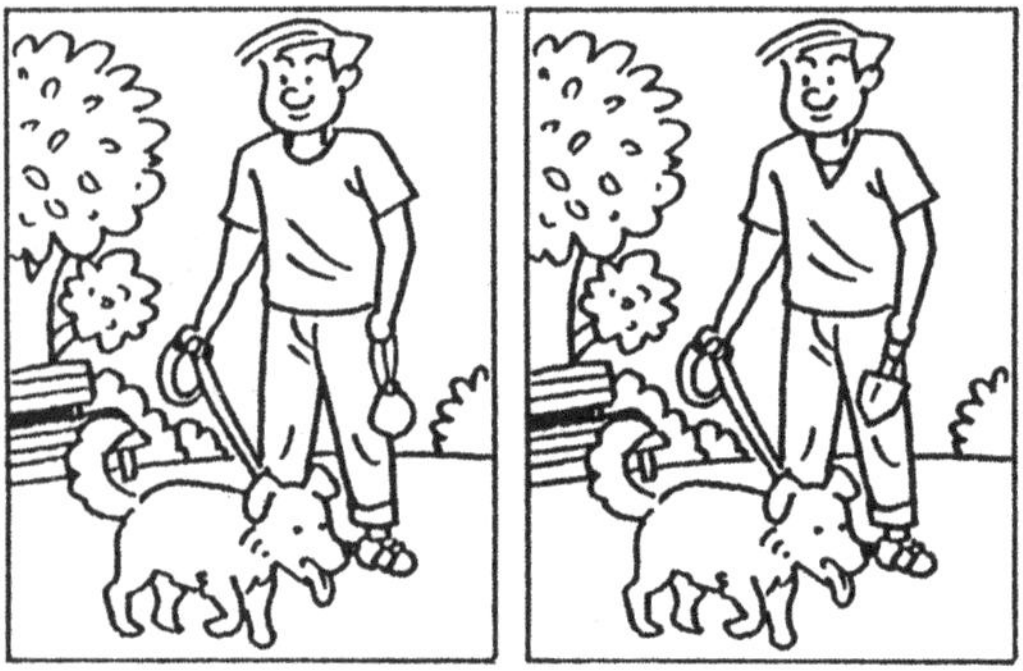

立体視ができるようになると、パズルなどの誤り探しも、容易にできるようになってきます。それは二つの画像を融合すると、相違点が異質に感じられてきますので、そこだけに注目すれば、極めて短時間で誤りが見つかるというわけです。右頁も左頁もそれぞれ誤りを探してください。

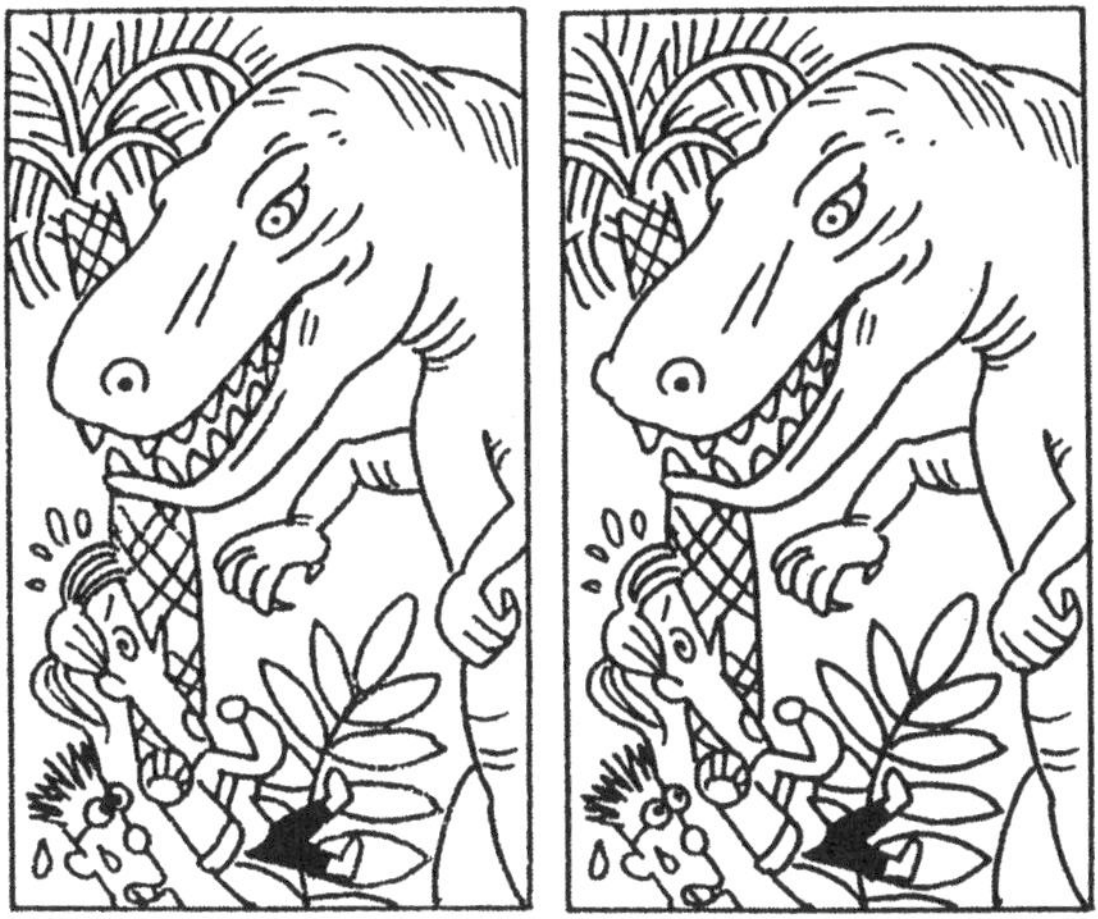

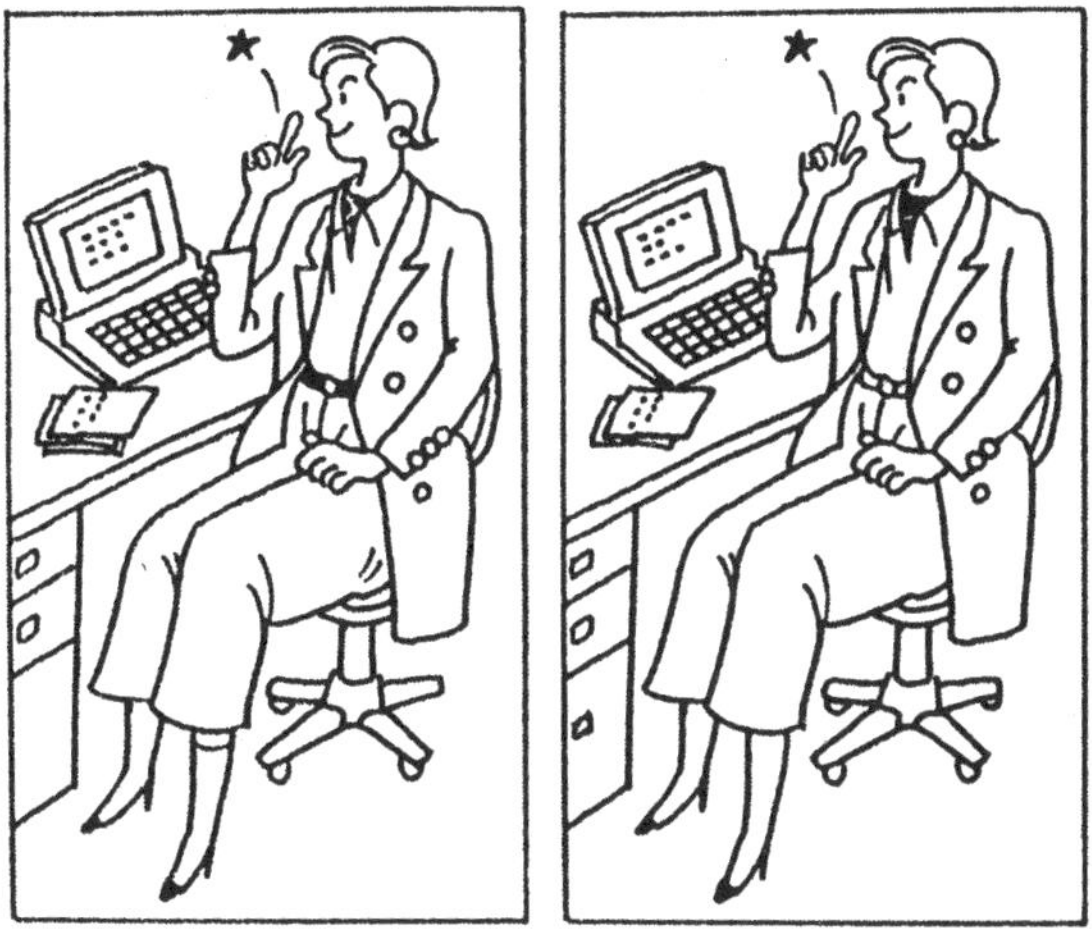

## 写真のパラレル立体視

クロス法に習熟したら、今度はパラレル法に挑戦してみましょう。これも、最初は、図形を活用し、慣れたら、写真でやってみましょう。上の図で、黒丸が浮かび上がれば、パラレル法ができたことになります。逆に白丸が浮かび上がったら、それはクロス法をしています。それから写真のパラレル立体視をしてください。これらはアメリカで撮影した風景写真です。

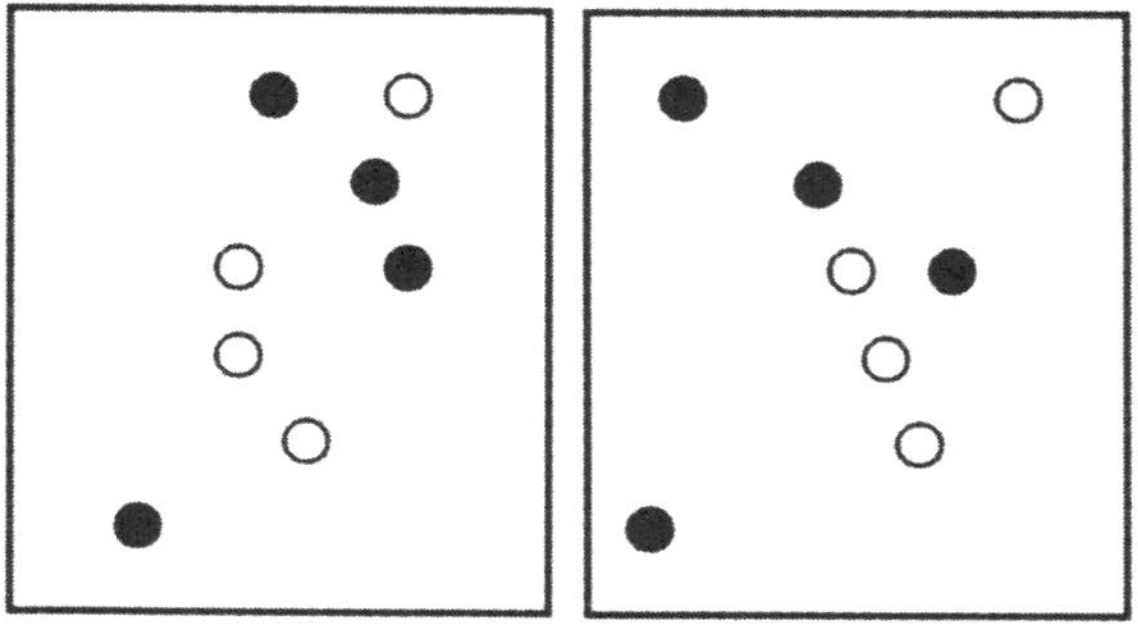

▶パターンの図（白丸と黒丸）

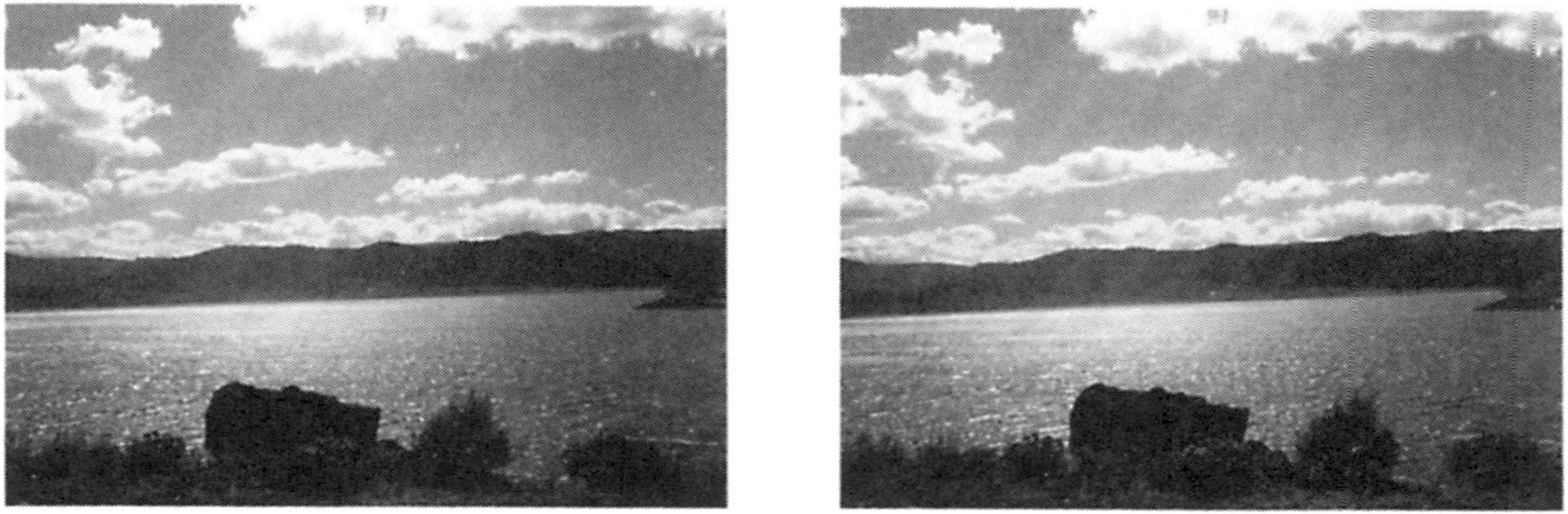

◀カリフォルニアの湖

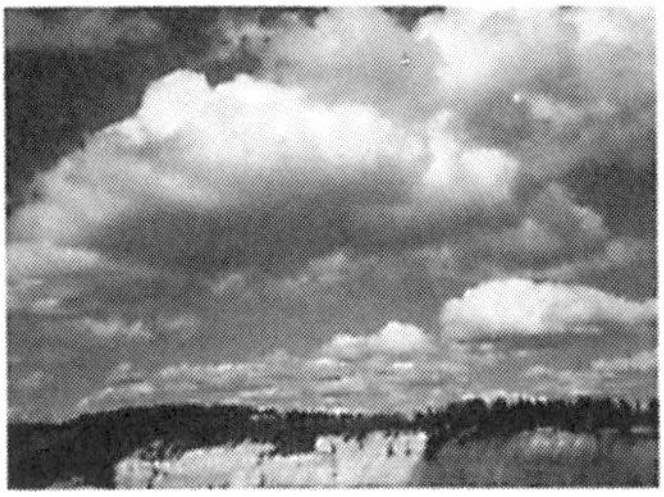
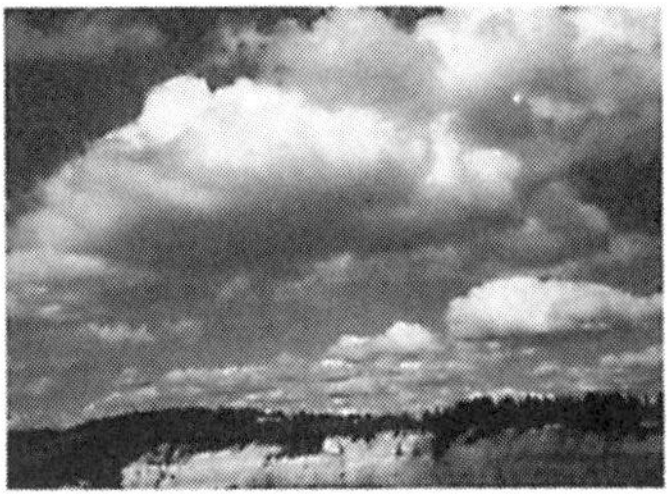
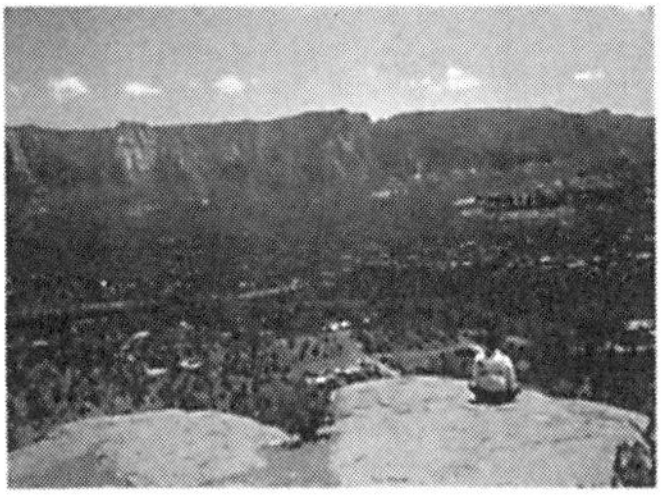
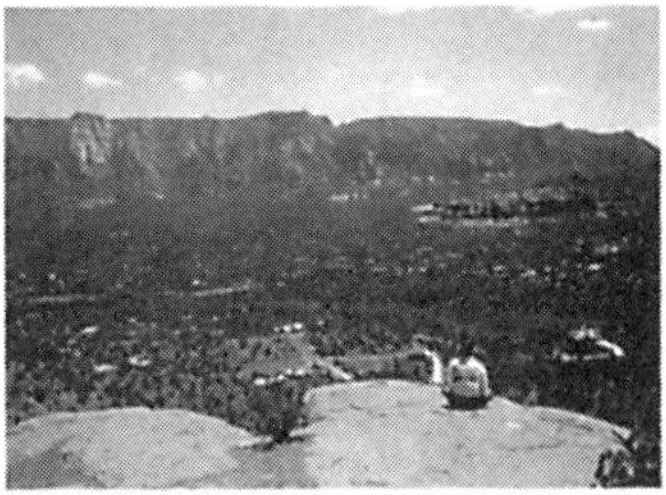
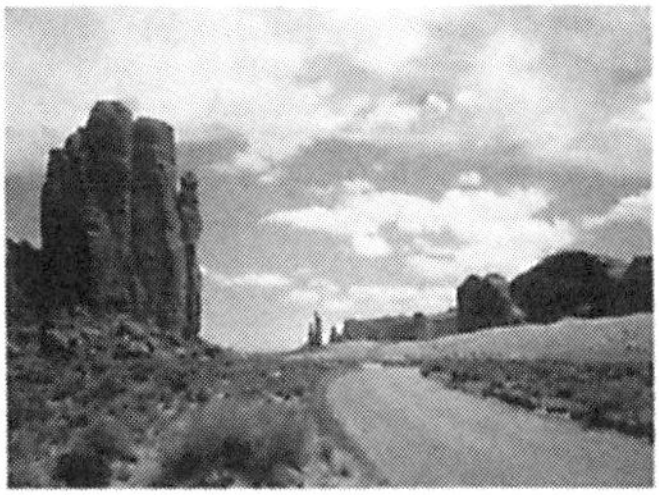
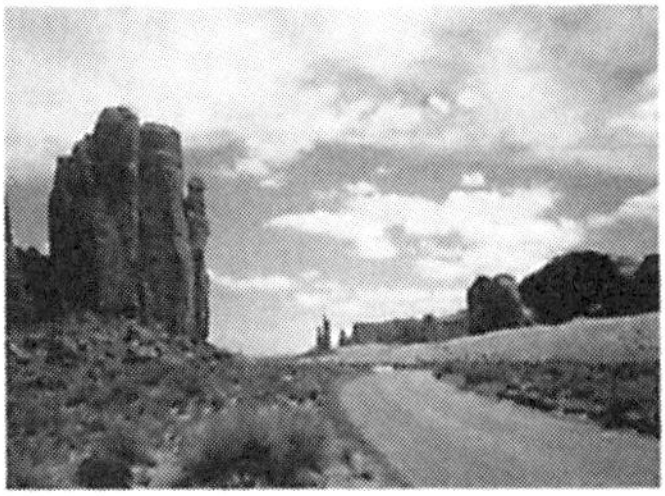

## 繰り返し模様の立体視

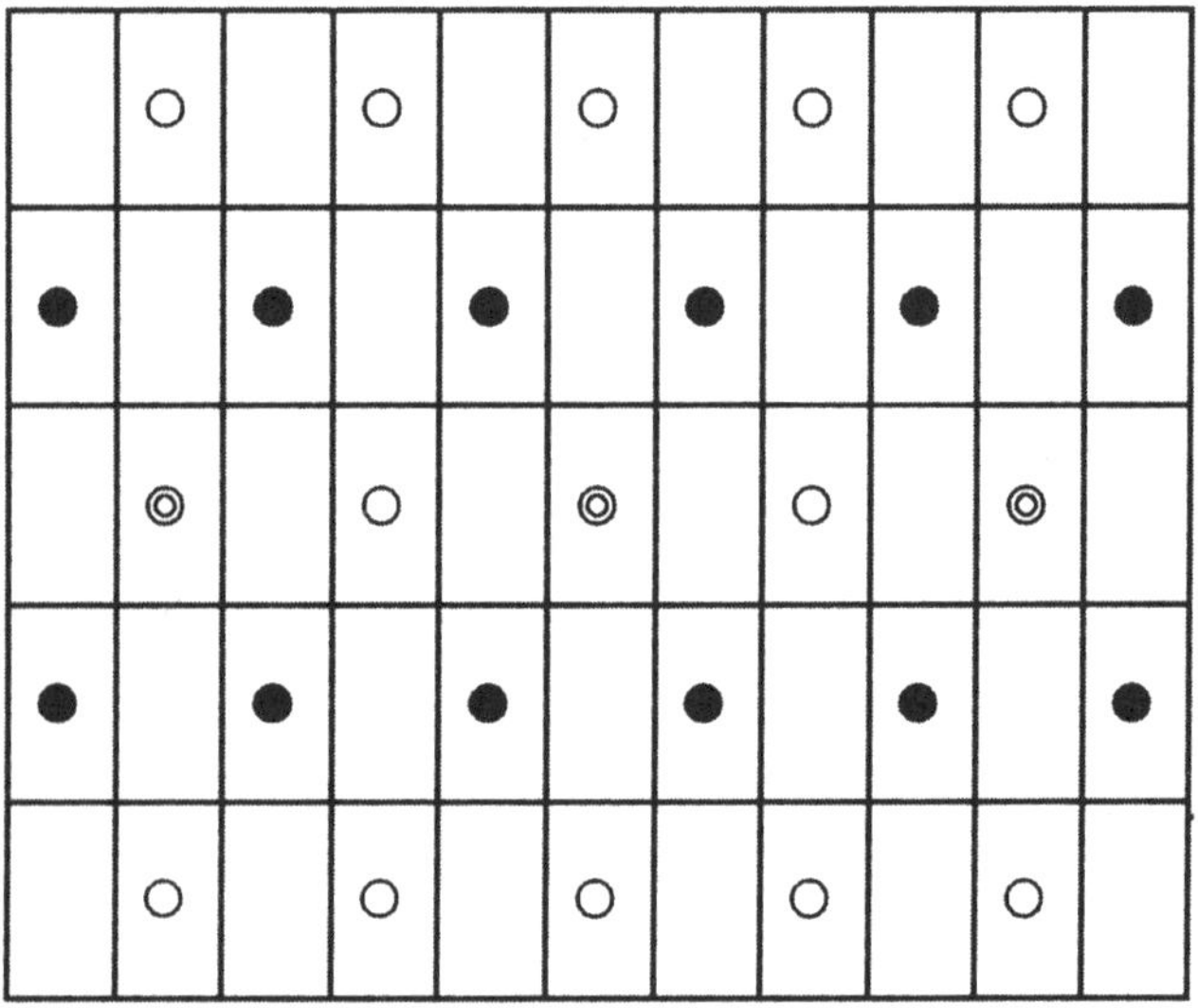

立体視の能力は、対象が何であっても活用して変化を楽しむことができます。

ここでは、繰り返しのある模様を少し目を寄せて立体視すると、どうなるかを試してみてください。

まったく同じ繰り返しでは、単純に強調されるだけですが、少し変化があると、不思議な見え方が起きるでしょう。左頁の図も少し目を寄せてクロス法の構えになると、立体構造が見えてきます。

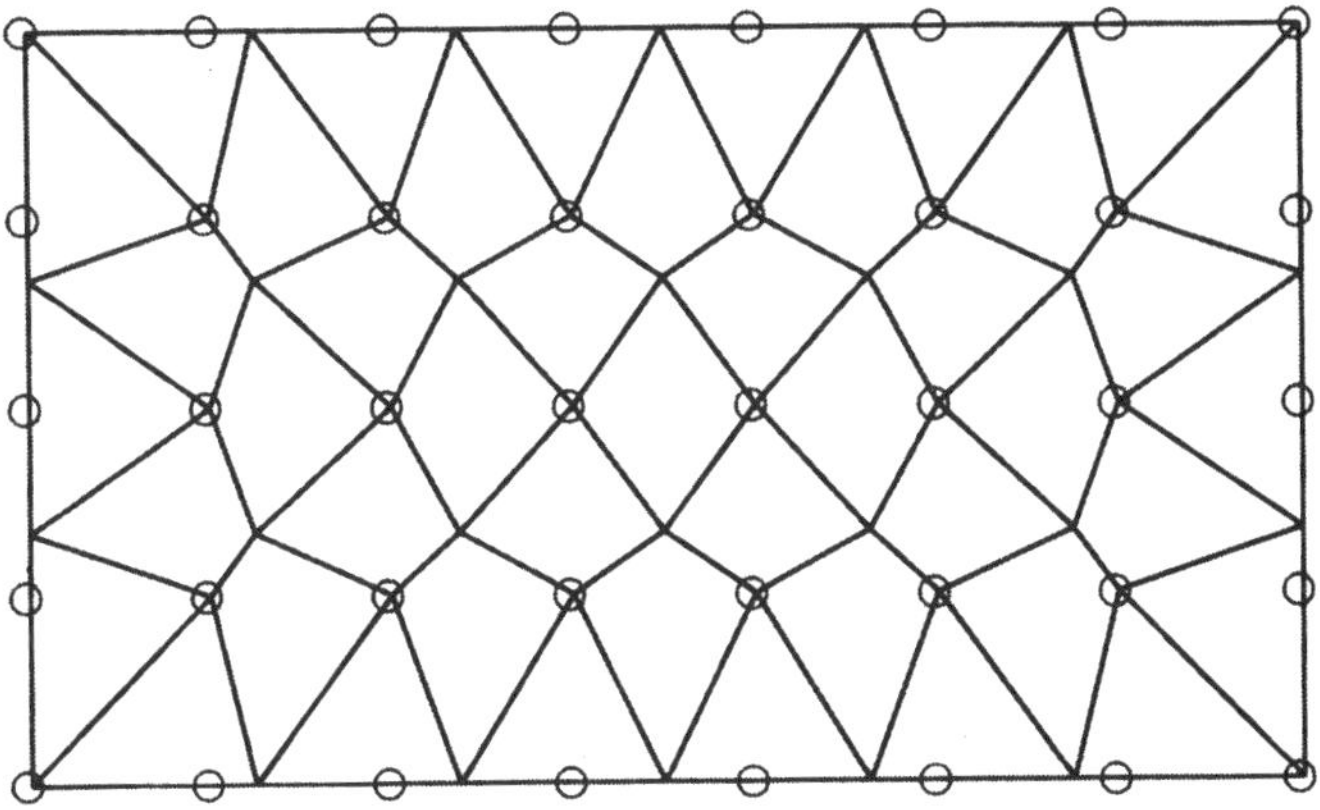

▲
変化のある模様の立体視
▼

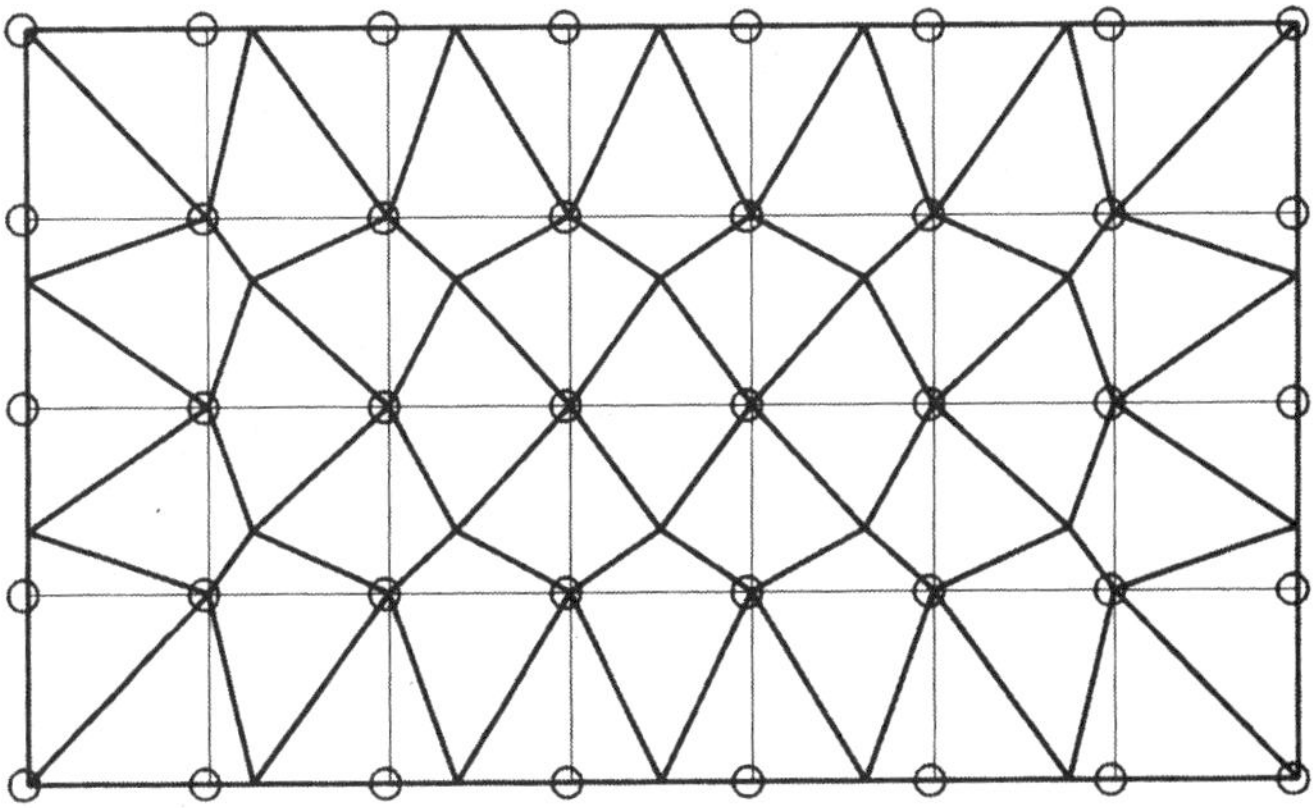

## 言葉の立体視

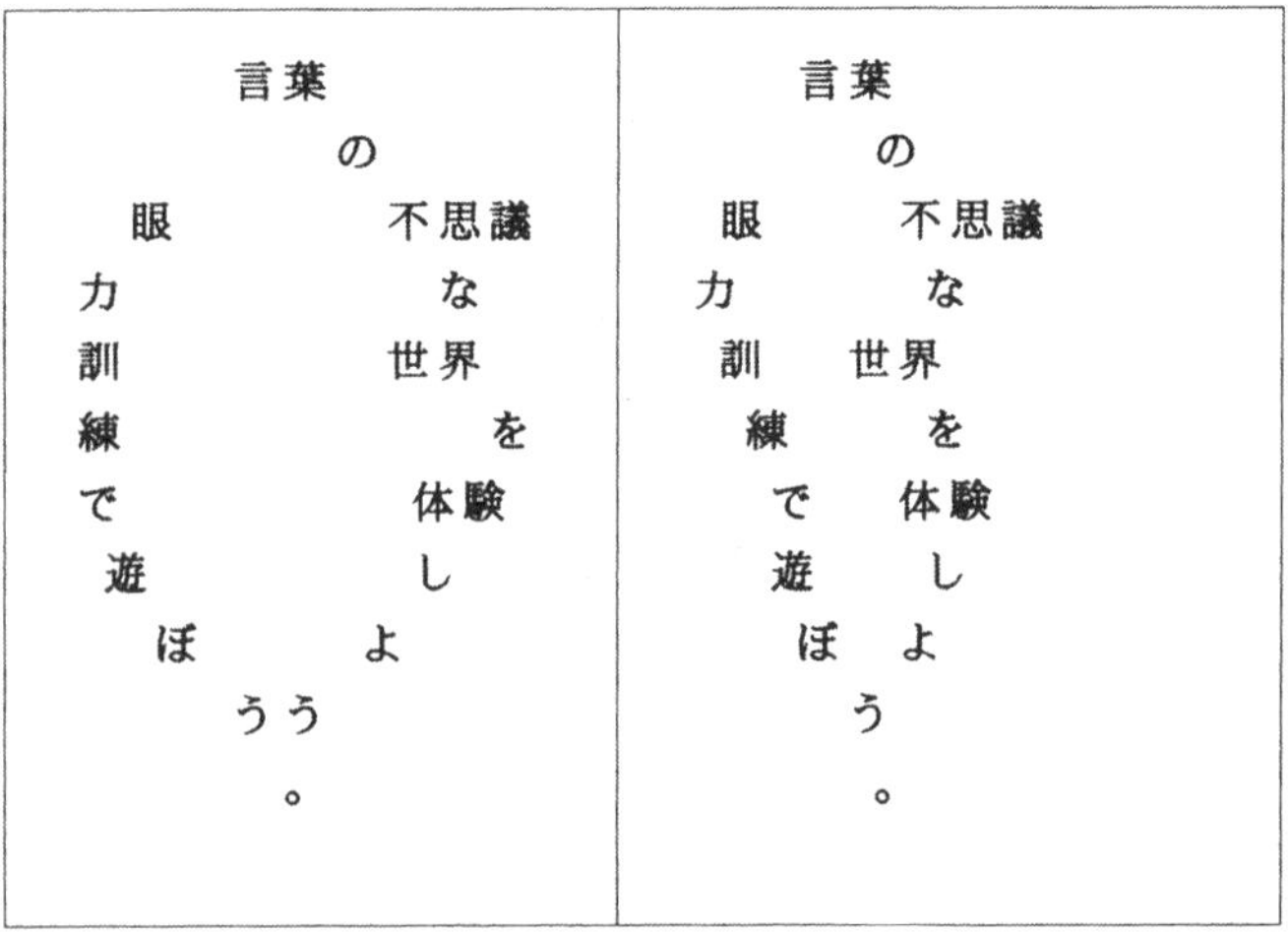


**▲言葉の図のペア**

図形に限らず、文字の集団も立体視ができます。文字の集団を立体的に見ることを通じて、新しい言葉の感性を養ってゆくのが私の提唱するＳＲＳ能力開発の重要な技術の一部になっています。上図では、言葉が空間に配置されたときの立体感覚を味わう練習をしてみてください。次頁の図では、左右の文字群の違いを一気に見分ける練習をしてください。メッセージが浮かび上がってきます。

| | | | | | | | | | | | | | |
|---|---|---|---|---|---|---|---|---|---|---|---|---|---|
| 9 | 9 | 4 | 2 | 5 | 1 | 7 | 9 | 9 | 4 | 2 | 5 | 1 | 7 |
| 3 | 7 | 5 | 0 | 9 | 8 | 1 | 3 | 7 | 5 | 0 | 9 | 8 | 1 |
| 7 | 4 | 8 | 3 | 0 | 3 | 9 | 7 | 4 | 8 | 3 | 0 | 3 | 9 |
| 0 | 0 | 5 | 8 | 2 | 6 | 8 | 0 | 0 | 5 | 8 | 2 | 6 | 8 |
| 9 | 4 | 4 | 4 | 1 | 9 | 3 | 9 | 4 | 5 | 5 | 8 | 9 | 3 |
| 2 | 7 | 0 | 7 | 0 | 2 | 8 | 2 | 2 | 0 | 7 | 0 | 7 | 8 |
| 3 | 3 | 2 | 8 | 9 | 6 | 7 | 3 | 3 | 2 | 8 | 9 | 3 | 7 |
| 7 | 0 | 3 | 2 | 4 | 1 | 2 | 7 | 0 | 3 | 2 | 4 | 8 | 2 |
| 4 | 3 | 4 | 3 | 1 | 0 | 9 | 4 | 3 | 5 | 6 | 8 | 0 | 9 |
| 0 | 2 | 5 | 5 | 9 | 4 | 8 | 0 | 2 | 5 | 5 | 9 | 5 | 8 |
| 2 | 8 | 8 | 2 | 4 | 8 | 3 | 2 | 8 | 8 | 2 | 4 | 1 | 3 |
| 7 | 7 | 8 | 7 | 8 | 5 | 8 | 7 | 2 | 8 | 7 | 8 | 3 | 8 |
| 4 | 9 | 3 | 3 | 9 | 6 | 2 | 4 | 9 | 6 | 6 | 0 | 6 | 2 |
| 0 | 4 | 9 | 8 | 7 | 2 | 3 | 0 | 4 | 9 | 8 | 7 | 2 | 3 |
| 6 | 7 | 4 | 5 | 1 | 3 | 6 | 6 | 7 | 4 | 5 | 1 | 3 | 6 |
| 2 | 0 | 8 | 4 | 2 | 8 | 6 | 2 | 9 | 1 | 5 | 2 | 8 | 6 |
| 1 | 9 | 6 | 9 | 3 | 3 | 0 | 1 | 0 | 6 | 9 | 6 | 3 | 0 |
| 7 | 0 | 4 | 3 | 9 | 6 | 9 | 7 | 9 | 4 | 3 | 9 | 3 | 9 |
| 6 | 4 | 0 | 7 | 0 | 8 | 8 | 6 | 5 | 0 | 7 | 0 | 1 | 8 |
| 1 | 1 | 4 | 4 | 8 | 4 | 3 | 1 | 8 | 4 | 4 | 8 | 5 | 3 |
| 9 | 1 | 3 | 8 | 8 | 3 | 6 | 9 | 8 | 3 | 8 | 8 | 5 | 6 |
| 4 | 3 | 4 | 4 | 6 | 8 | 6 | 4 | 6 | 4 | 4 | 3 | 8 | 6 |
| 3 | 8 | 7 | 5 | 2 | 4 | 8 | 3 | 1 | 2 | 4 | 2 | 4 | 8 |
| 7 | 2 | 6 | 6 | 9 | 0 | 7 | 7 | 2 | 6 | 6 | 9 | 0 | 7 |
| 2 | 7 | 8 | 0 | 3 | 9 | 9 | 2 | 7 | 8 | 0 | 3 | 9 | 9 |
| 6 | 4 | 2 | 8 | 4 | 0 | 9 | 6 | 4 | 2 | 8 | 4 | 0 | 9 |
| 5 | 4 | 8 | 9 | 7 | 7 | 8 | 5 | 4 | 1 | 9 | 2 | 7 | 8 |
| 5 | 5 | 5 | 2 | 1 | 3 | 7 | 5 | 5 | 4 | 2 | 8 | 3 | 7 |
| 4 | 7 | 0 | 3 | 0 | 8 | 6 | 4 | 7 | 9 | 3 | 9 | 8 | 6 |
| 8 | 9 | 2 | 4 | 7 | 8 | 8 | 8 | 9 | 7 | 4 | 2 | 8 | 8 |
| 2 | 7 | 3 | 6 | 3 | 7 | 7 | 2 | 7 | 3 | 6 | 3 | 7 | 7 |
| 8 | 2 | 4 | 4 | 5 | 8 | 3 | 8 | 2 | 5 | 4 | 4 | 8 | 3 |
| 2 | 5 | 7 | 5 | 4 | 3 | 7 | 2 | 5 | 7 | 5 | 4 | 3 | 7 |

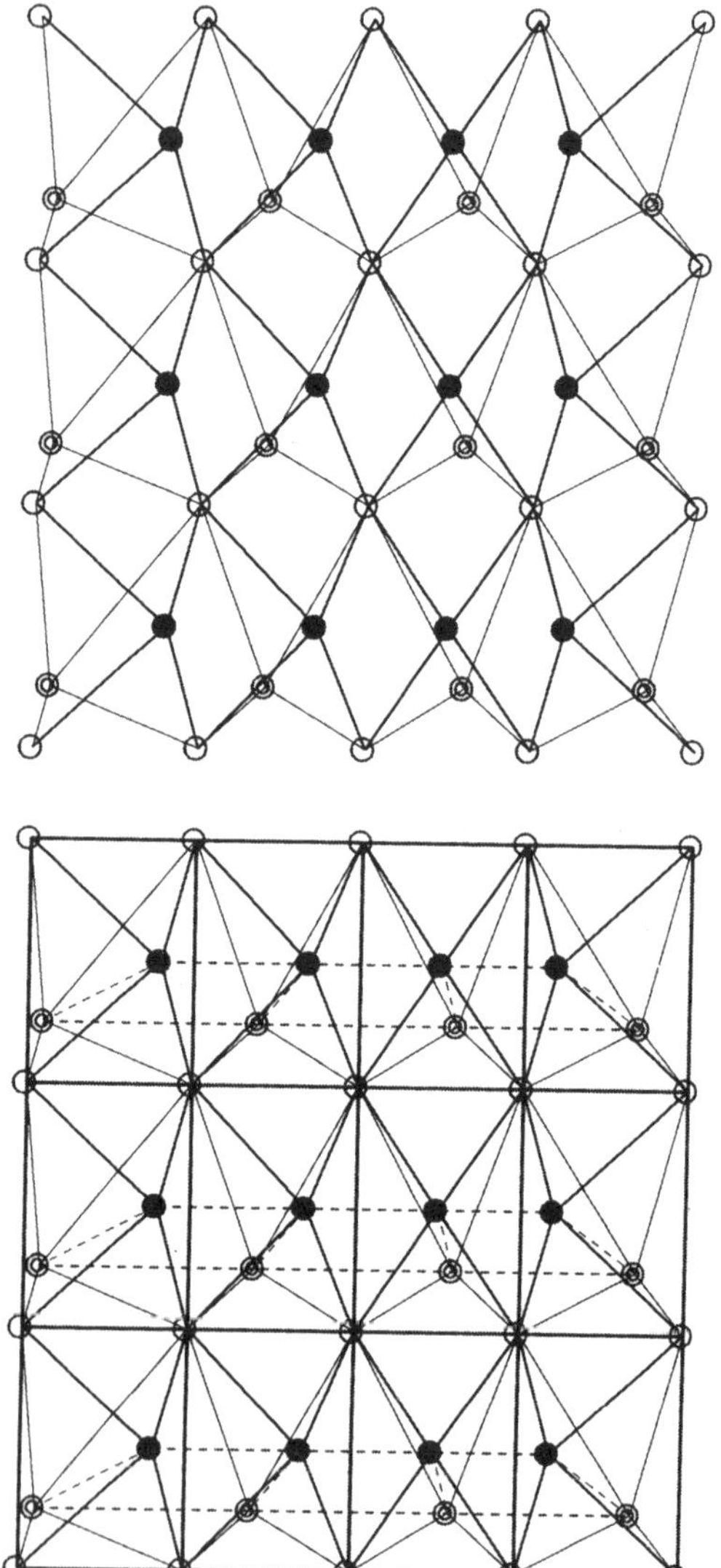

## 特殊な効果を持った立体視

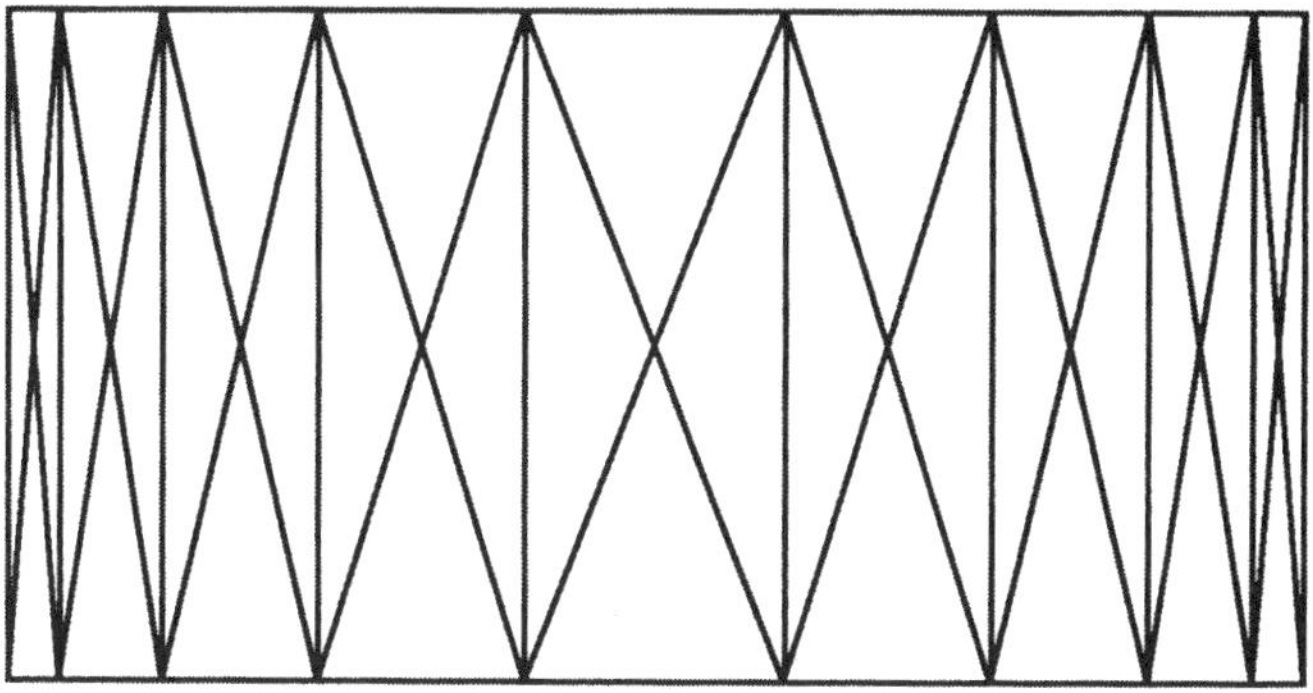

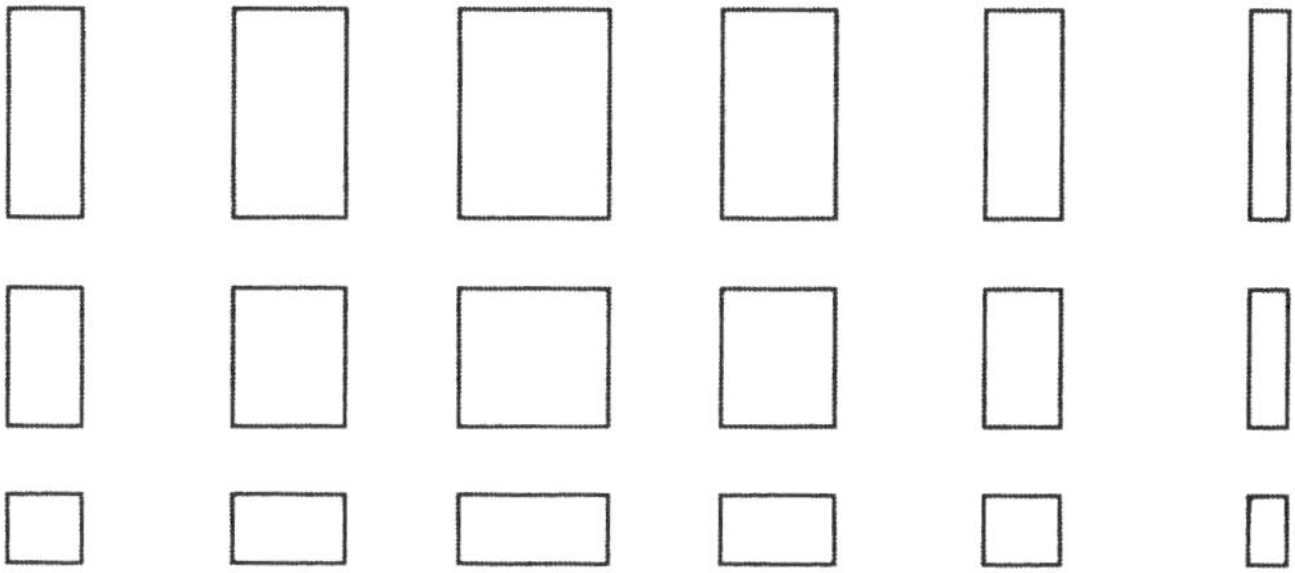

この頁の上の図は繰り返し模様を少し変化させたものです。眼の寄せ方によって、何通りもの見え方があることを確認できるでしょうか。

## 困難な立体視

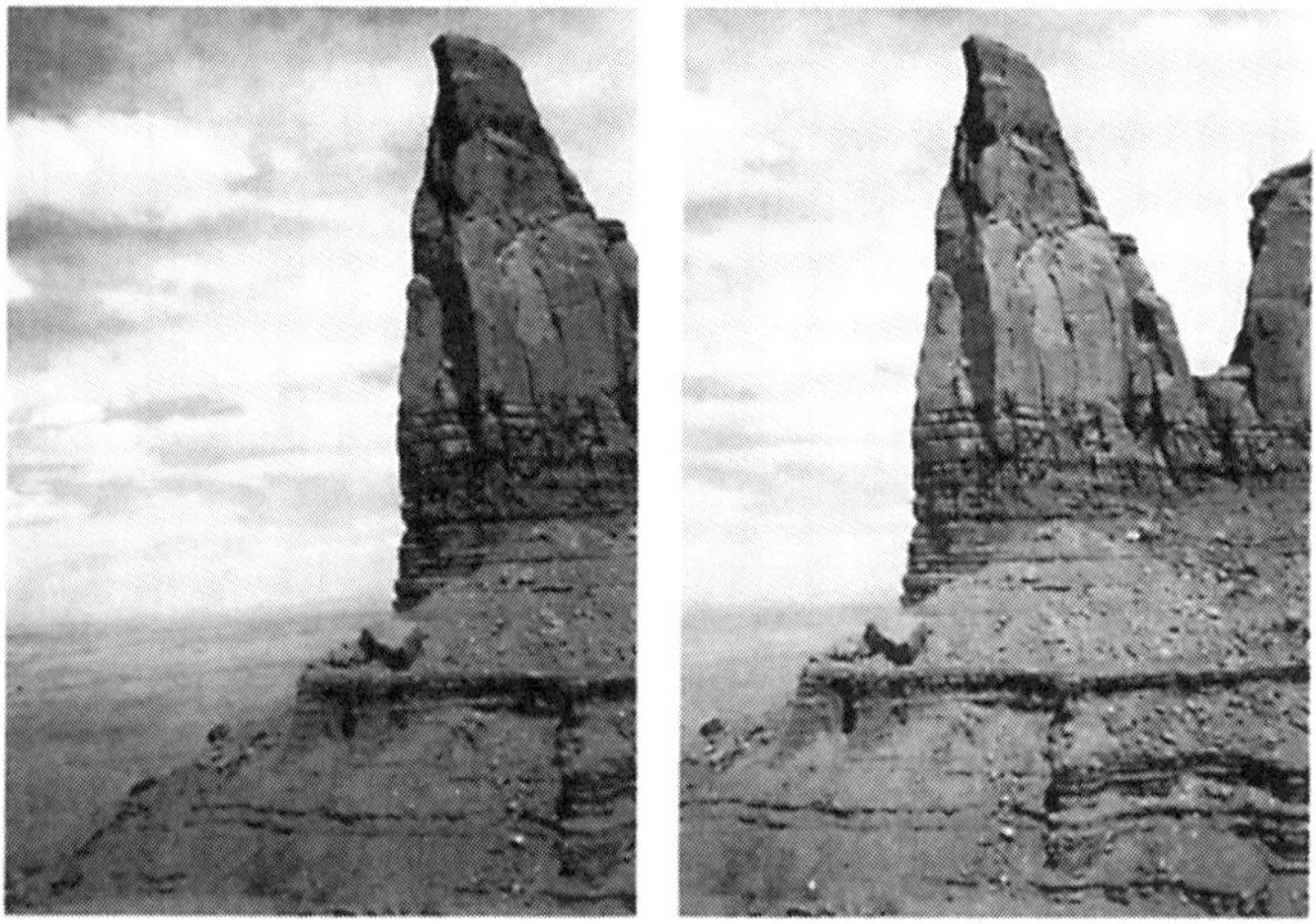

立体視はいつも容易とは限りません。もとの画像を推定するのが難しい場合もあるのです。写真でもそのような例がありますので、きちんと見えるかどうか、見えるとしたら、どこまで見えるかにチャレンジしてみてください。あまり無理をすると、眼や頭が痛くなりますから、よく休みながら無理をしないでやってください。むずかしい理由は、もともとの撮影の角度が離れすぎていたり、融合する範囲が少なかったりするためです。

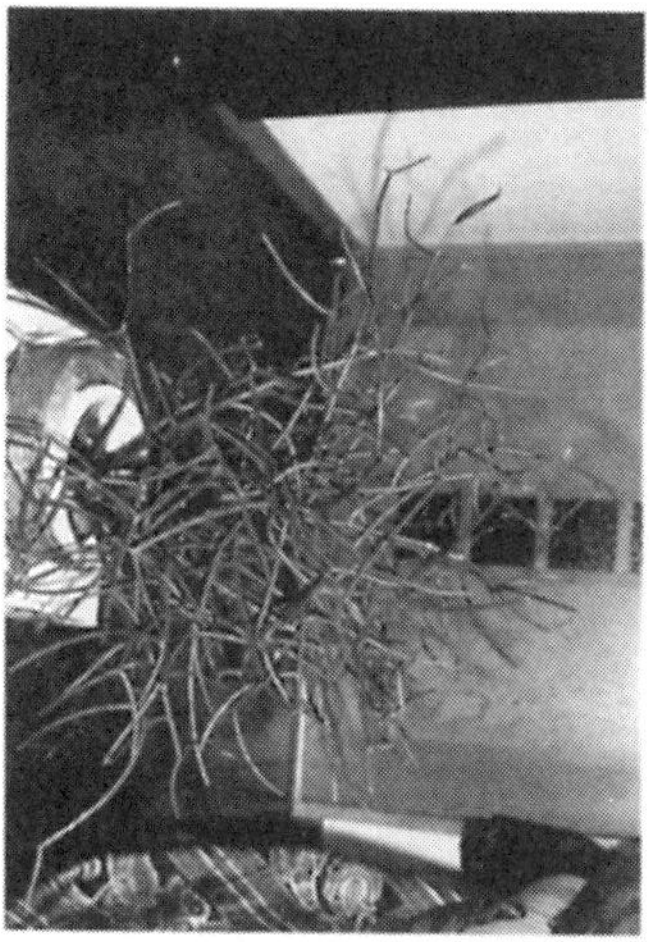
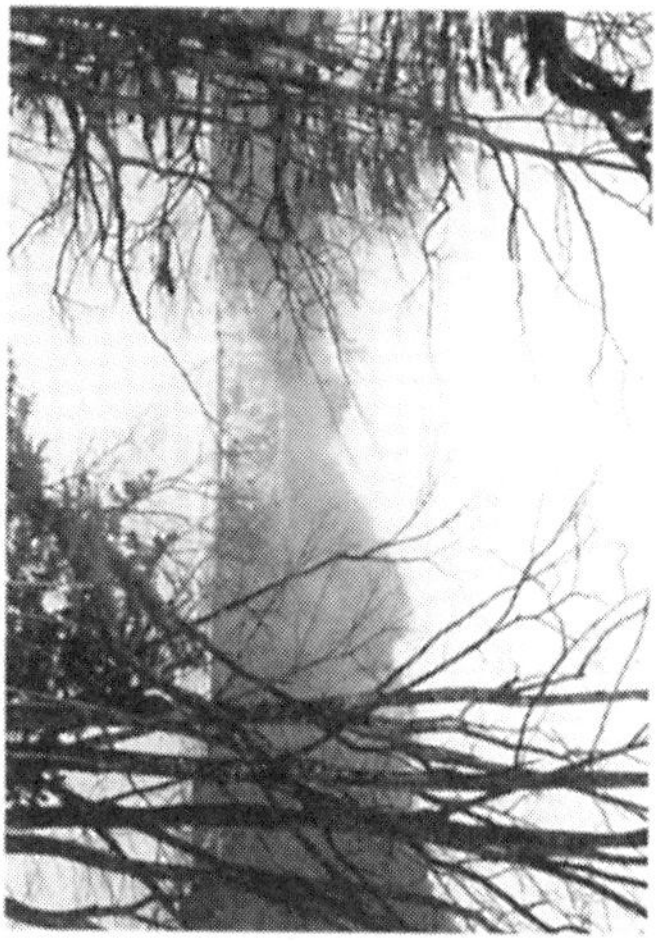
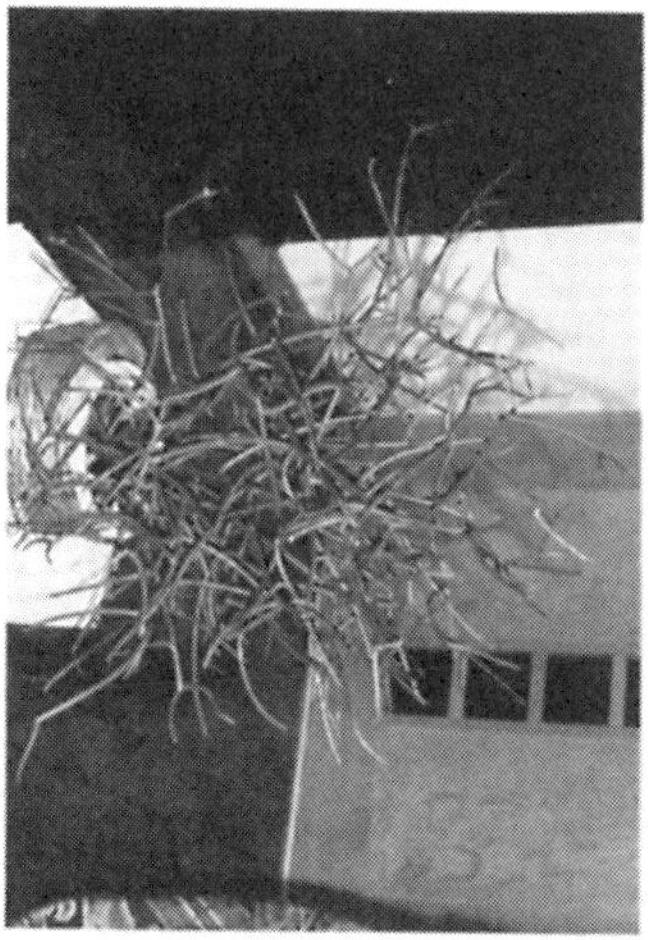
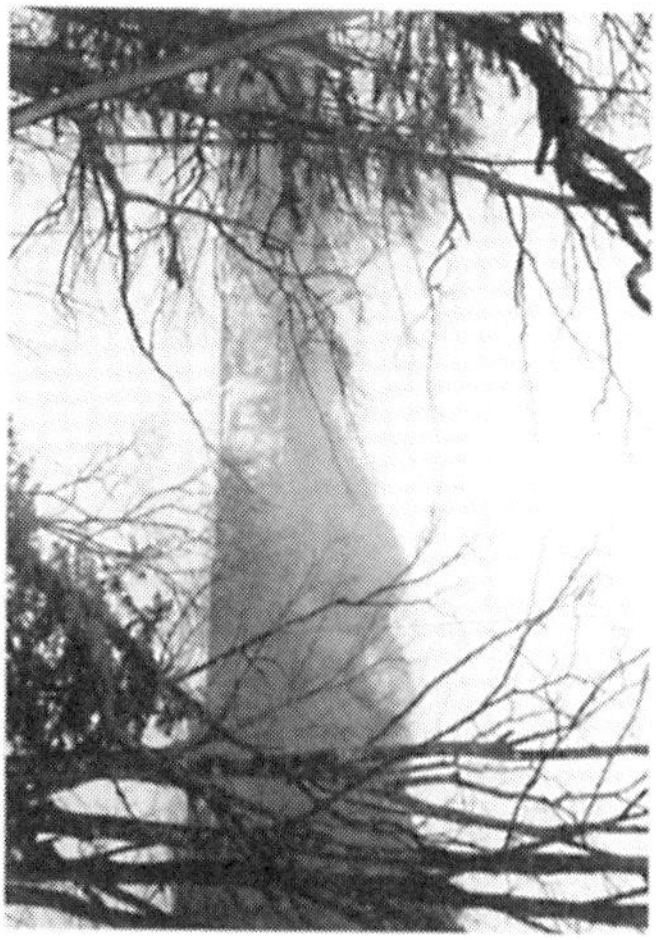

## 連続写真の立体視

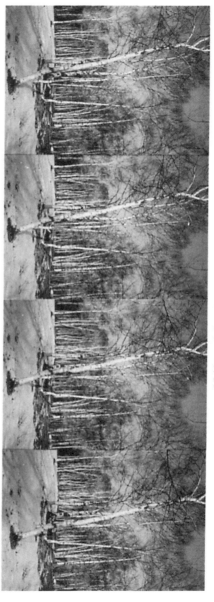

連続的に撮影した写真は一気に立体視をすることができます。その実例を試みてください。

上は、まずパターンでそれを試みてください。左は、実際の風景を並べたものです。隣同士が重なって立体的になることを確認してください。ＳＲＳではこのような材料で周辺視野を鍛えます。

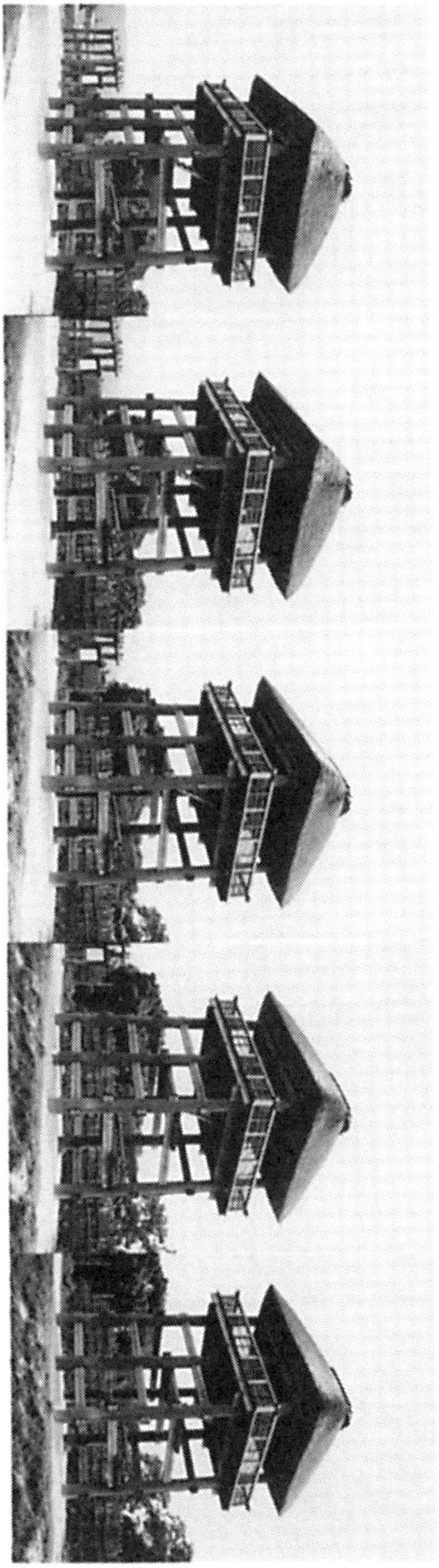

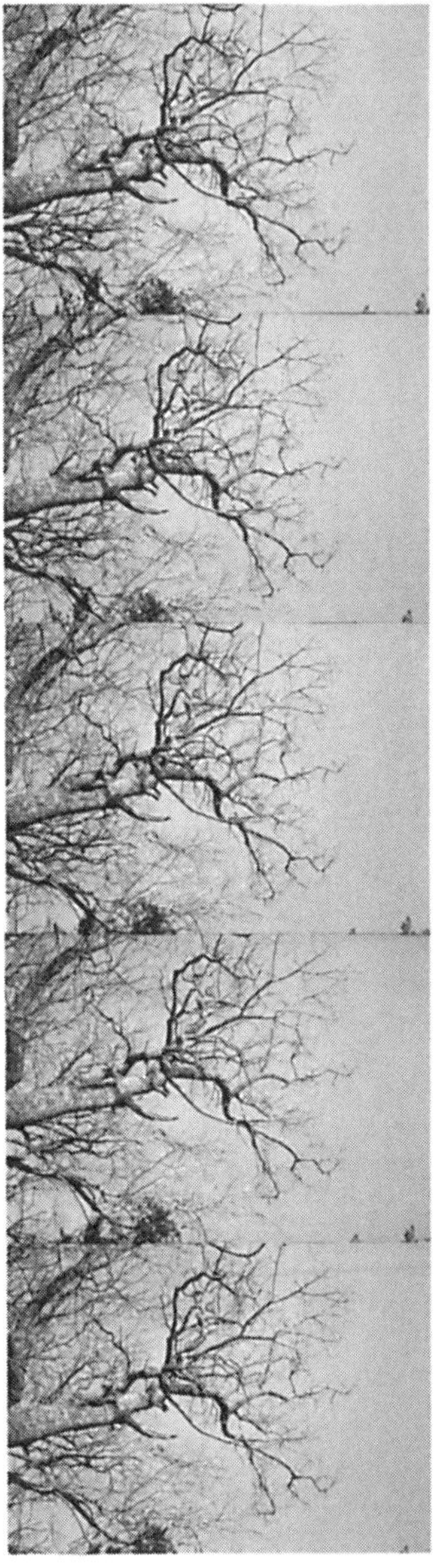

## 立体視は周辺視野を鍛える

皆さんは以上の各訓練がきちんとできたでしょうか。もし以上の訓練がきちんと立体的に見えなかったなら、それはまだ皆さんが、眼力の意図的なコントロールがまだできないでいるということです。

脳の中の画像を自由に融合することは、眼力訓練の大事なステップです。その努力を通じて、視野も強化されるし、脳の中の画像融合能力や画像調節能力も強化されるのです。立体視訓練はそのための試金石であるともいえるでしょう。

立体視は、人間が空間を移動するために必要な能力です。これがないと、前後方向の情報があいまいになり、何かが近づいてきても、的確に避けることができなくなります。私たちは日常の生活の中でも、この働きを絶えず使っています。

このような自然な立体視能力は、私たちが自然に獲得したものですが、ここで行うような人工的な立体視能力は、どのように役立つのでしょうか。

## 立体視の訓練で心の新大陸をつくる

ＳＲＳでは、私たちの脳の中に、言語とイメージが融合した新しい言葉の空間を作り出すために立体視の能力を活用します。従来の人間は、言葉の世界を言語野と呼ばれる領域を中心に作っていますが、ＳＲＳでは独自の立体視訓練を通じて、言葉とイメージが融合したＳＲＳ言語空間を作りだしていきます。そこは新しい仕方の情報処理が可能となる領域であり、それが心の世界の新大陸であり、心のパラダイスともなるものです（あえてマインド・パラダイスと呼べるかもしれません）。

立体視はできればそれで終わりというものではありません。それは眼力訓練の入り口にすぎません。より大きな視野で、より複雑な対象に対して、より優れた処理をこれから発達させてゆくことが最終課題です。それは今後の人生で果てしなく続けることが期待されるプロセスです。しかも皆さんに期待されているのは、そのような能力を発揮して、人生の意義を発見し、役割を確認し、実現していただくことなのです。

## 周辺視野人間になれば人生は何倍も面白くなる

私は従来から「周辺視野民族」という言葉を提唱しています。これは中心視野だけではなく、周辺視野も最大限に活性化されて生きてゆく姿勢を持った人々を指します。皆さんの周辺で、活性化された眼力を持ち、固定観念や狭い了見にとらわれないで、物事をあらゆる角度から立体的に見ることができる人がいたら、その人は周辺視野民族であると呼べます。皆さんも、周辺視野人間の一人として世の中で活躍できれば、人生は何倍も面白くなるのではないでしょうか。

未来の世界はよりグローバルな観点からものを見る時代となることでしょう。それには、地球を一つの眼球のように見たてて、包括的にものごとを見通す視点を得る練習をするのが役立ちます。意識で把握できる中心視野を越えた周辺領域にこそ、歴史の流れを司る大きな意志は働いています。それを見抜くことを可能にする力を磨くことがSRSの高度なレベルでの訓練の目標です。立体視もそのような訓練の一部です。

# 第十章 ―― 人生の迷路を抜ける直観力を磨く

## 景色の見え方が変わる

眼力が変わると、景色の見え方が変わります。目の訓練をしたときには、ものが違って見えてくるのです。その感覚を味わうと、人生の奥行きも変わってきます。

眼力訓練は、結局、見る働き（＝視覚システム）の改善です。より鋭く、より味わい深く見ることができるようになったときに、私たちは自分の持ちものである目に、自然に感謝の気持ちがあふれてくるでしょう。そして、そのような目の進化を育んだ地球という場に対しても感謝の気持ちが生まれてくるでしょう。そして、また、光の源としての太陽にも、また、さらに宇宙の摂理にもこれまでとは違った感性で接することができるようになるに違いありません。

目は単に知るためのものではなく、人類の持っている知性の働きの代表としての器官なのです。そのような目で「自分の目」を見ることができるようになると、人生を見る目も変わるのです。

## 有機的にものを見る目を養おう

眼力が得られると、どのような変化が生まれるのでしょうか。それはものの本質を得る洞察力が生まれてくるのです。

私たちがものを理解するときには、過去の体験を活用しています。過去の体験を自由に操る結果として、目の前のものをありのままに見ることができるのです。ありのままに見ることがいかに難しいかは、そのようなことからもわかるのです。

人生のさまざまな情報はすべて、相互に関連があります。私たちがものを理解するということは実はその関連をつかむことなのです。関連を離れての理解はありません。

したがって、眼力を支える基礎は、過去の体験であり、それを活用し、使いこなしてこそ、正しいものの見方、深いものの見方、洞察する力が得られるのです。

人生は迷路です。その迷路を抜ける直観を得るように日々努力したいと思うのです。その直観を支えるのには、二種類の視力が必要となります。

## 肉体の視力と心の視力をともに鍛える

速読の訓練のところで、目づくりと心づくりについて説明しましたが、目づくりで与えられるのは、肉体の視力であるといえるでしょう。それに対して心づくりで与えられるのは、心の視力です。肉体の目は二つしかありませんが、心の目は無数にあります。そこに人間の素晴らしい可能性が開けているのです。

SRSでは、肉体の視力と心の視力に対して、「大・速・深」、「広・強・明」というキーワードを用いて、その目標を明確化しています。

「大」とは視野を大きくすること、「速」とはものを見るスピードを加速すること、「深」とは情報を従来の行き先より深い領域に入ることです。以上が肉体の視力を鍛える目標です。「広」とは情報を処理する場を広げること、「強」とは処理の働きを強化すること、「明」とは処理の全体を見通しよく行うことで、以上が心の視力を鍛える目標です。このような能力が得られると、ものを見ることがますます楽しくなります。

## イメージの力は内的な視力

私たちが外の世界を見ているのと同様に、私たちは内面の世界も眺めています。その内面の世界とは、心の内なる世界であり、そこには、さまざまな個人的な情報の動きが観察されます。

その情報の動きやイメージを鮮明に見るのが内なる視力です。目がかすんでいては、外の世界がよく眺められないように、内なる目がかすんでいては、外の世界で起きることを十分に眺めることができません。その意味で、私たちは、自分の心の中を鮮明に見つめるイメージの力を獲得すべきなのです。

皆さんのイメージ力をマスターするには、平素からの努力が必要です。逆にイメージ力がマスターできれば、皆さんの眼力はさらにアップすることが間違いありません。例えば、一人の人間の姿を明確に思い出せるということは、その前提としてその人をきちんと見ているということになります。それができれば眼力も磨かれているのです。

## 視覚的イメージを完成する

ＳＲＳでは、視覚的なイメージをさまざまな方法で鍛えます。それが実は、私たちの見る世界を豊かにすることにつながるのです。そこがわからないと、面白くないといえるでしょう。ＳＲＳでは、そのためにたくさんの訓練技術を創出しています。そこからさまざまなヒントが生まれてくるのです。

皆さんのイメージを鮮明にすることを今日から始めましょう。それが心の中の視力を磨くことなのです。実際には、イメージの形を鮮明にし、色彩を鮮明にし、動きを与え、しかも順番に複雑にするように努力していきましょう。

例えば、昨日のことを想起してみてください。そこに、色を加え、明るさを演出し、さらに、流れを加え、背景を書き添えて、次第にリアルなイメージの場を作ってください。イメージには五感だけでなく、聴覚、味覚、嗅覚、触覚、運動感覚も加えていきましょう。それができたら今度は未知の対象をイメージするよう努力してください。

## バーチャル・リアリティにも負けない感覚を磨こう

バーチャル・リアリティ（仮想現実）という言葉がよく用いられています。これは特殊な装置を工夫して、現実の世界で感じるのと同じような感覚を装置の刺激で与えてしまう技術のことです。その技術が発達すると、視覚だけでなく、皮膚の感覚も現実にいるのと同じような体験ができるようになります。

そのような世界では、現実の感覚と架空の感覚が入り乱れて、仮想の世界に入るようになります。

そのような世界に近づけば近づくほど、逆に私たちは、機械に依存した感覚ではなく、本物の感覚を洗練する必要があるのです。

というのは、疑似感覚の装置が発達すればするほど、私たちの感覚がいいかげんなものでだまされてしまうようになってしまうからです。人工甘味料で味覚がだまされては情けないといえるでしょう。それと同様に、本物を見抜く目を養いたいものです。

## 自分の中で起きていることが読めるようになる

読者は、目を磨くことが、心とからだの健康につながることがだんだんにわかってこられたと思います。

目は心の窓であり、からだの窓です。それを最大限に活性化することなく、人生を生きることは空しいともいえるでしょう。

眼力が得られてくると、自分の中で起きていることが読めるようになってきます。私の提唱する健康法はそのようなレベルのインスピレーションから生まれてきたものです。したがって、本当の健康は、心とからだをきちんと読みとる眼力の上に成立すべきものです。もし、皆さんが自分が不健康な状態で、しかも、その原因がよくわからないとしたら、それは「ものを見る」練習が不足している状態です。適切な情報を求め、しっかりと肉体と心の目を見開き、よく磨かれた眼力で判断を下して、十分な情報を活用して生きていきたいものだと思います。

## 眼力を養うには見ないことも大切

白隠禅師はその著「夜船閑話」に、教えを乞うた白幽子の言葉として「夫れ、観は無観を以て正観とす。多観のものを邪観とす。さきに公（＝白隠）多観を以て此重症を見る。今是を救うに無観を以てす。また可ならずや（そもそも観なるものは無観が正観である。分別を離れた認識が正観であり、仏教的に正しい認識である。多観察、多岐に亘る観法は邪観である。先にあなたは多観をし公案工夫度を越したのでこの重病にかかった。今それを救うために無観を、公案を用いずに内観を以てしたらよいのではないか）」と述べています。また彼は「目力を養う者は常に瞑し、耳根を養う者は常に飽き、心気を養う者は常に黙すと（目の力を養う者は常に目を閉じ、耳の力を養う者は聞くことを常に避け、心気を養う者は常に沈黙しているのだ）」（「夜船閑話」伊豆山格堂著、春秋社刊）という言葉も引用しています。過ぎたるは及ばざるがごとしで、眼力を養うのに、むしろ目を閉じて心を深く観察することを説いているのです。

# 第十一章　疲労とストレスを解消する

## 現代人の疲労のメカニズム

ここで、疲労という言葉をチェックしてみましょう。「広辞苑」で「疲労」を引くと、「疲れること、くたびれること」と定義（？）してありますが、これではわかった気になりませんね。そこで次に「疲れる」の項を見ると「体や精神の力が弱る」とあり、少しわかった気持ちになります。念のため、「くたびれる」を引くと、もともとは「草臥れる」と書き、「疲れて草に臥すこと」の当て字なのだそうです。

次に、ある医学辞典で「疲労」を引くと、「生体がある機能を発揮した結果、その機能が低下する現象をいう。一般には筋作業や労働などを行った結果、筋力が低下することをいい、これを筋疲労という」とあります。

具体的には「筋収縮の結果、エネルギー水準が低下するか、代謝の結果、疲労物質が蓄積して筋力が低下する。例えば代謝の結果、乳酸が蓄積すると、細胞内のＰＨが酸性に傾き、筋力が低下する」とあります。

## 固いものでも疲労すれば壊れてしまう

筋肉以外では、骨について「疲労骨折」という状態があり、これは微細な外力が正常な骨に繰り返して作用して起こる骨折をいいます。

工学の分野では、固体材料に繰り返し応力を加えると、一定方向の応力よりもはるかに小さい応力で破壊を生じ、この現象を材料の「疲労」といい、この破壊を疲労破壊といいます。

骨や固体のような強固なものでも、過度の「疲労」の蓄積で予想外の障害が起きることを知って、人間の場合の参考とすべきです。

そのポイントは、目に見えないような要素（ひずみやずれ）の繰り返しによる蓄積が、大きな障害を招くということです。スポーツの分野ではこのようなことはむしろ日常茶飯事に起こるといってもよいでしょう。

それを防ぐには、多画的にものを使う姿勢が必要です。

## 健常人の疲労とは

少し視野を広げると、疲労は生理学・医学・心理学・社会学・衛生学といったさまざまな観点からも取り上げることができます。

疲労でまず注意すべきことは、健常人の疲労と病的な疲労状態とに分けることです。後者については後に述べることにしましょう。

医学的には問題のない状態で起きる現代人の疲労は以下の三つに大別できます。

第一は「筋性疲労」であり、これは強度の筋肉性エネルギーの消費の後に見られます。

第二は「精神的疲労」であり、これは過度の知的活動・精神活動の結果として起こるものです。

第三は「社会的疲労」で、これは社会での不満足な人間関係の結果として起きるものです。これには現実からの逃避反応も含まれます。

## 筋肉疲労から精神疲労への移行

現代社会での疲労の問題は、次第に筋性疲労（肉体疲労）から精神疲労を主としたものに移行しているようです。

これは労働パターンや生活パターンの推移とも対応しています。すなわち、現代の仕事には、筋肉を酷使するタイプのものが減って、むしろ精神活動を主体とした仕事に移行しつつあるのです。それが現代の疲労の問題も移行させているのです。

正常人の疲労感は、身体や精神の葛藤、ストレス、睡眠不足、休息不足などで起きますが、他に栄養不足や、アルコール摂取、睡眠剤の習慣的な使用でも起きます。

複数の原因が組み合わさっていることも少なくありません。皆さんが、疲労を覚えたときには、その原因を探ってみることが大事であるといえます。

心身ともにさわやかに過ごす生活は、これらの要素を一つひとつ点検し、改善してゆくことで得られるのです。

## 現代に見られる独特のストレス

ストレスとは、その人にとって、肉体的・精神的に負担となるような外界の刺激や状況です。そのストレスを与えるものをストレッサーと呼びますが、ストレッサーには、災害や、自然の環境条件や、家庭の問題や、経済問題や、学校の問題や、職場の問題などがあげられます。このようなストレスはどんな時代でもあるものですが、現代には、独自のストレスが見られます。家庭問題では、家族の構成の変化がその第一にあげられます。学校問題では、進学の問題があげられるでしょう。職場問題では、コンピューター化や通信手段の変化に対応できないために起きるテクノストレスが問題になっています。すでに述べたＶＤＴ作業のストレスもその一例です。テクノストレスには、テクノ依存症とテクノ不安症とがあります。前者は機械に弱い人が適応不能になる状態で、自律神経症状、不安神経症状が出ます。後者は機械に強い人が、機械にのめりこんで対人関係を壊す状態です。これはうつ状態になったりします。

## 慢性疲労の蓄積を避けよ

疲労は時間経過に注目しても分類できます。

第一は「急性疲労」と呼ばれ、数分から数十分で発生する急性疲労と、さらに数時間単位で発生する亜急性疲労にも細分できます。

第二は「慢性疲労」と呼ばれ、一日の作業で生まれる日周性疲労と、さらに長い期間の作業で起きる慢性疲労にも細分できます。

急性疲労が蓄積すると慢性疲労に移行することがあります。慢性疲労の継続は過労につながり、腰痛、頸肩腕症候群、自律神経失調症、消化性潰瘍、高血圧、胃腸障害などの悪化や、うつ反応、神経症の誘因になります。

眼精疲労は、いずれの疲労とも関連があります。

慢性疲労の蓄積を避け、眼精疲労の要素を解除するにも、心身のメカニズムを適切に活用して運動・睡眠・休息・余暇・心の鎮静を図ることが望ましいのです。

## 肉体疲労と精神疲労のメカニズム

日常の疲労は筋肉疲労と精神疲労とに分けられますが、前者は主に筋肉レベルでの疲労をいい、後者は大脳皮質や脳幹網様体での活動性低下や覚醒レベルの低下をいいます。

肉体疲労は発生しやすく回復も速いが、精神疲労は、発生しにくく回復も遅い傾向があります。

その中間にあるのが眼精疲労です。眼精疲労には、精神的な要素と、肉体的な要素との両方がからんでいることがわかります。

疲労状態では、客観的には、仕事量の減少や仕事の能率低下が起き、倦怠感や眠気やイライラを伴います。疲労には単調さや刺激のないことへの退屈感や倦怠感も含まれ、周囲の者に対する興味も欠如してきます。この状態では筋肉のこりや張りも生じて固くなります。

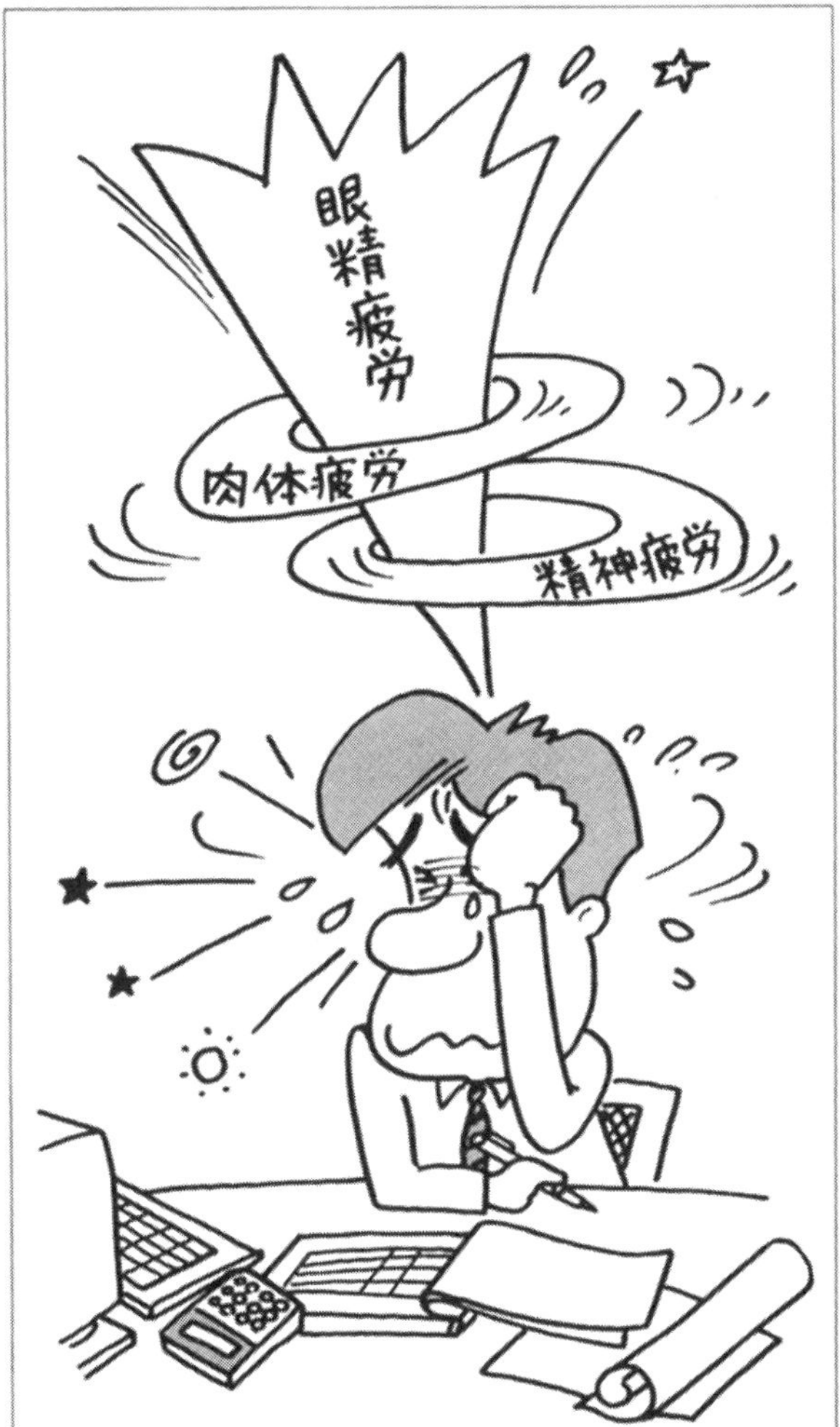
眼精疲労
肉体疲労
精神疲労

## 筋肉疲労と精神疲労の原因を探る

筋肉疲労は乳酸疲労説とエネルギー消耗説で説明されます。

乳酸疲労説とは、筋肉に酸素を供給しないで繰り返し運動させると、筋肉内に乳酸が増加し、それが一定量に達すると、筋肉が硬直して運動しなくなるという説です。

エネルギー消耗説とは、筋肉活動のエネルギー源が枯渇して筋肉疲労が起きるという考えです。

それに対して、精神疲労の方は、大脳皮質の生理的な機能のレベルを表していると考えられます。

精神疲労を知るには、フリッカー値（高頻度で点滅する光を被検者に見せ、点滅が自覚できる下限の値）というものを調べてその低下を確認したり、単純計算での反応の遅れ、作業ミスやエラーの頻発、姿勢の変化を見たりすることで評価できます。

## 大脳はなぜ疲労を感じるのか

大脳の働きが低下する理由には二通りの説明があります。

第一はパブロフの条件反射説に基く保護抑制の考え方で、大脳皮質は長時間働くと、自己保護のために自らの活動能力を低下させる、と説明します。

第二はH・W・マグーンの脳幹網様体の考え方に基く説で、脳幹にある網様体の活動の強弱で大脳皮質の活動が規定されるという上向性の機能と、逆に大脳皮質の活動性で網様体の興奮レベルがコントロールされるという下向性の機能との、互いのフィードバック機構から説明されます。すなわち、脳幹への刺激によって、大脳の活動が上がったり、下がったりする働きがまずあり、それに対して、大脳の活動状況によって、脳幹の働きも逆に影響を受け続けるということです。

長時間の精神活動で疲労感が生まれても、意志である程度作業が続けられる現象は、この下向性のメカニズムで説明することができます。

## 見逃せない病的な疲労感

病的な疲労・だるさは、医学では「全身倦怠感」と呼び、貧血、低血圧、心疾患、潜在性感染、膠原病、肝障害、内分泌・代謝障害、精神・神経疾患、悪性腫瘍などが疑われます。貧血では持続的なだるさがあります。低血圧でも精神、身体の倦怠感が著しく、四肢は冷たく、立ちくらみも起き、仕事の能率も低下しますが、症状は午後に回復する傾向があります。心不全や心臓弁膜症や不整脈などでも倦怠感が生まれます。感染症で微熱があるとだるいことが多く、食欲不振から栄養の不足も問題になります。リウマチなどの膠原病では倦怠に発熱や関節痛や発疹を伴います。肝炎ウイルスによる肝障害ではだるさが生じます。アジソン病、シモンズ症候群、甲状腺機能低下症などの内分泌疾患や糖尿病などの代謝疾患でもだるくなり、低カリウム血症では脱力感が生じます。不安神経症、自律神経失調症、心身症、仮面うつ病などの精神疾患でも全身倦怠感が起き、不眠も伴います。進行中の悪性腫瘍も倦怠感を生じます。

図26　病的なだるさを引き起こす原因

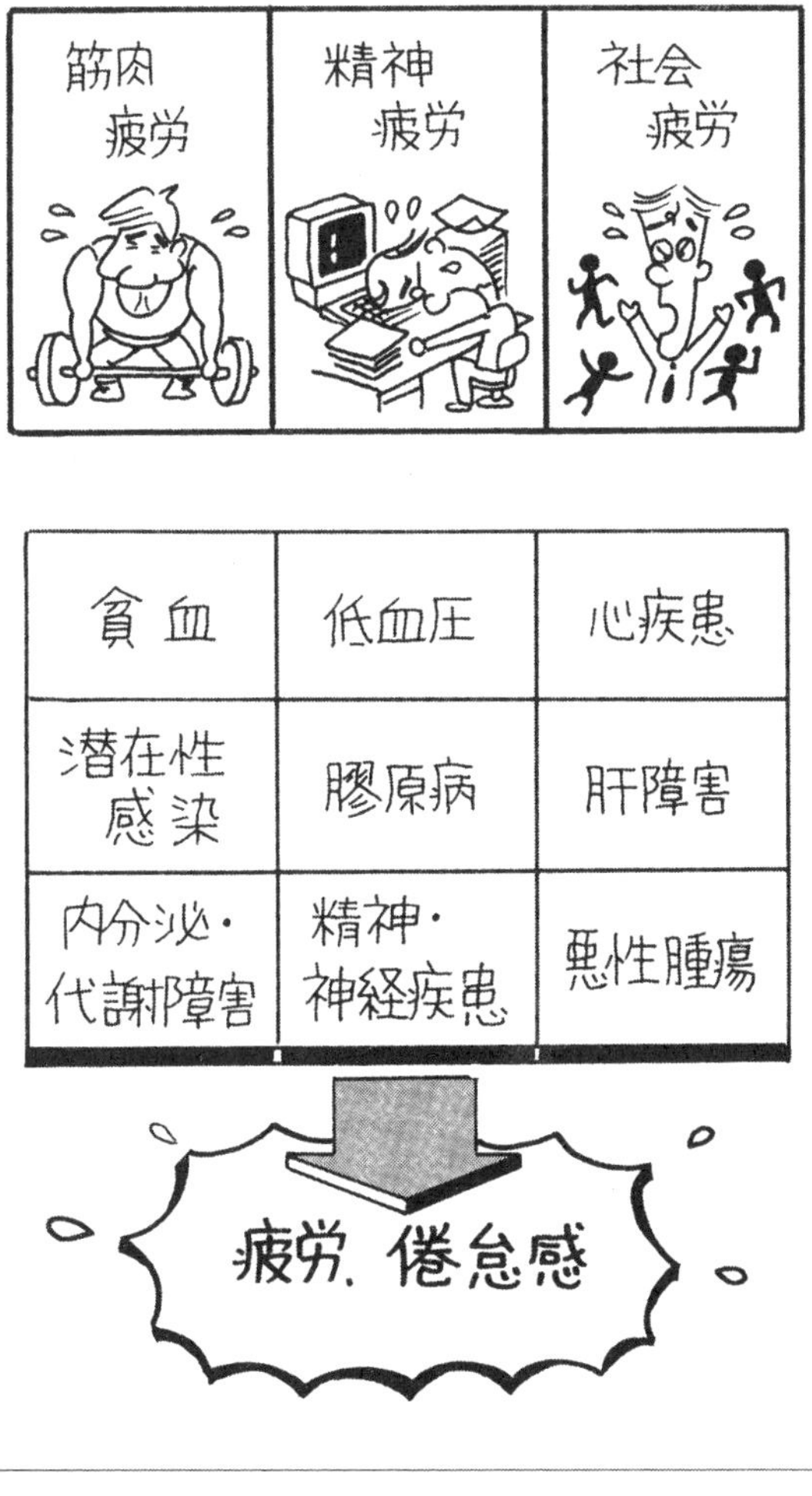

# 原因がわかりにくい慢性疲労症候群

図27　慢性疲労症候群

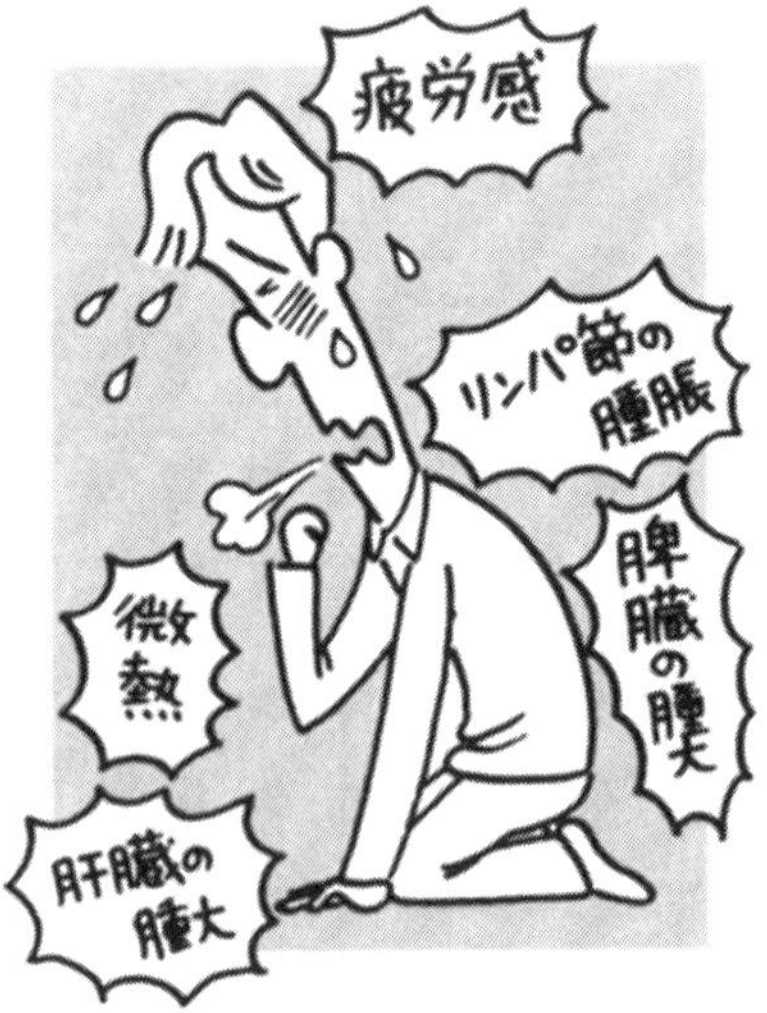
疲労感
リンパ節の腫脹
脾臓の腫大
微熱
肝臓の腫大

マスコミで、ときに話題となる「慢性疲労症候群（または疲労病）」は休息しても回復しない疲労が半年以上続き、日常の活動も半分以下に低下する原因不明の病態で、微熱、リンパ節の腫脹、肝臓や脾臓の腫大が診断に役立ちます。

めったにありませんが、原因不明で長引く疲労は素人判断で終わらせず、医師に相談することも大切です。

## 慢性疲労症候群の診断基準

慢性疲労症候群の診断基準を述べておきます。必ず満たすべき大基準（A）は、①六か月以上持続ないし再発する疲労・倦怠感、五〇％以上日常生活が損なわれ、②病歴、身体所見、検査所見で別表（省略）にあげられている疾患を除外することです。

さらに、以下の小基準の中で「BIが六個以上、BIIが八個以上」あるいは「BIが八個以上」あれば疲労病と診断されます。BのIは、①微熱（三七・五～三八・六度C）ないし悪寒。②咽頭痛。③頸部あるいは腋かリンパ節の有痛性腫脹。④筋力低下。⑤筋肉痛ないし不快感。⑥軽い労作時に二四時間以上続く全身倦怠感。⑦頭痛。⑧腫脹や発赤を伴わない移動性関節痛。⑨精神神経症状（羞明、一過性暗点、健忘、興奮、混迷、思考力低下、集中力低下、うつ状態の一つ以上）。⑩睡眠異常（過眠、不眠）。⑪発生時、上記症状が数時間から数日の間に発現。BのII（二回以上要確認）は、①微熱。②浸出性咽頭炎。③リンパ節の腫大。

## 偏らない日々を過ごして、継続的なトレーニングを

次頁には本書で紹介したトレーニングを活用した、四週間の訓練メニューの実例をかかげてみましょう。◯を付けた項目を各週に行ってください。詳しい内容はそれぞれの項目について解説した本文を参照してください。

基本訓練として、毎日行ってほしいのは、指回し体操と、眼球訓練と、首こり解消法です。その上で、日々の生活の中では、臨機応変に呼吸法などを併用させていってください。

訓練を行うにつれて、毎日の心構えが眼力を維持する上で極めて重要な役割を果たしていることがわかってくることでしょう。

基本は、心身ともに健康にする、という発想です。からだの一部だけを活用するのではなく、与えられたものを豊かに使い切っていく心構えが、眼力を強化するのに重要なのです。

## 本書の訓練の進め方（一か月のプラン）

| 章 | 訓　練 | 頁 | 第一週 | 第二週 | 第三週 | 第四週 |
|---|---|---|---|---|---|---|
| 二 | 眼球左右運動 | 62 | ○ | ○ | ○ | ○ |
| | 眼球上下運動 | 66 | | ○ | ○ | ○ |
| | 眼球斜め運動 | 68 | | | ○ | ○ |
| | 眼球連合運動 | 70 | ○ | ○ | ○ | ○ |
| | 眼球輻輳運動 | 72 | ○ | ○ | ○ | ○ |
| 三 | 共鳴呼吸法 | 78 | ○ | ○ | ○ | ○ |
| 四 | 目のツボ押し | 90 | ○ | ○ | | |
| | 首こりほぐし | 96 | ○ | ○ | ○ | ○ |
| | こめかみ押し | 98 | | | ○ | ○ |
| | 目と手の気の交流 | 104 | | | ○ | ○ |
| 五 | 指回し体操 | 110 | ○ | ○ | ○ | ○ |
| | まわひねりき体操 | 112 | | ○ | ○ | ○ |
| | 肩こりほぐし | 116 | | | ○ | ○ |
| 七 | 迷路例１、２ | 139,141 | ○ | | | |
| | 迷路例３、４ | 142,143 | | ○ | | |
| | 迷路例５、６ | 144,145 | | | ○ | |
| | 迷路例７ | 146 | | | | ○ |
| 八 | 分散入力訓練１、２ | 156,157 | ○ | ○ | | |
| | 並列処理訓練 | 158 | | ○ | ○ | |
| | 想起・書き出し | 159 | | | ○ | ○ |
| | 早めくり訓練 | 160 | ○ | ○ | ○ | ○ |
| 九 | 立体視基本訓練 | 164,165 | ○ | | | |
| | 写真立体視 | 166,167 | ○ | | | |
| | 写真立体視 | 168,171 | ○ | | | |
| | ランダムドット | 172,173 | | ○ | | |
| | 誤り探し | 174,175 | | ○ | | |
| | パラレル立体視 | 176,177 | | ○ | ○ | |
| | 模様の立体視 | 178,179 | | | ○ | |
| | 言葉の立体視 | 180,181 | | | ○ | |
| | その他の立体視 | 182,183 | | | | ○ |
| | 困難な立体視 | 184,185 | | | | ○ |
| | 連続写真の立体視 | 186,187 | | | | ○ |

## 眼力訓練は未来を目指す第一歩

ロボット工学の分野では内外の状態を知る新しい技術が開発されています。そこでは視覚、聴覚、力覚、すべり覚のような外界の情報を得る装置を外界センサと呼び、ロボットの関節の回転角の検出のように、ロボット自身の状態を知る目的に利用される装置を内界センサと呼びます。このようなセンサをさらに進めたものがセンサフュージョン（感覚融合）という考え方です。人間は感覚器官からの無数の情報を総合して物事を判断していますが、科学は人間のそのような側面に注目して、それを真似する技術を作り上げようとしており、それがセンサフュージョンの考え方です。科学は人間の働きを研究してよりよいロボットの創造を目指しますが、実は逆に、私たち自身にさらによりよいセンサフュージョン機能を獲得させる方法がSRS能力開発法の一部にある感覚統合訓練です。そのためには五感をもっと大事にして、味わいを深めていくことが必要です。本書で扱った眼力訓練はその重要な第一歩と言えるでしょう。

［問い合わせ先］　エスアールエス研究所
http://www.srs21.com

本書を執筆する上で以下の書物を参考にいたしました。謝意を表します。


石原忍、鹿野信一改訂『小眼科学』金原出版
伊豆山格堂『白隠禅師延命十句観音経霊験記』春秋社
鎌野俊彦『ハリ・漢方療法の実際』医道の日本社
上海市針灸研究所編、杉充胤訳『針灸治療必携』医道の日本社
『中国の古典名著』自由国民社
日野原重明『看護のための臨床医学体系、眼・皮膚』情報開発研究所
真島英信『生理学』文光堂
吉本昭治『鍼灸療法』医道の日本社
ロバート・F・シュミット、岩村吉晃ら訳『感覚生理学』金芳堂

栗田博士の眼力トレーニング
目がぐんぐんよくなる！

著　者　栗田昌裕
発行者　真船美保子
発行所　KK ロングセラーズ
東京都新宿区高田馬場2-1-2　〒169-0075
電話（03）3204 5161(代)　振替 00120-7-145737
http//www.kklong.co.jp

印刷・製本　中央精版印刷(株)
落丁・乱丁はお取り替えいたします。※定価と発行日はカバーに表示してあります。
ISBN978-4-8454-5136-4 Printed In Japan 2021

本書は2002年２月に出版した新書判を改題改訂したものです。